科学出版社"十三五"普通高等教育本科规划教材

高等中医药院校扩 ...

总主编　丛

供中医学、针灸推拿学等专业用

脏腑推拿治疗学

主编　王金贵　付国兵

科学出版社

北　京

内 容 简 介

本教材是科学出版社"十三五"普通高等教育本科规划教材、高等中医药院校推拿学专业系列教材之一,是针灸推拿学专业系列教材中的核心课程,其目的是指导学生熟悉掌握脏腑推拿治疗疾病的理论方法及应用体系。本教材分为上、下两篇,共六章。上篇为基础知识篇,内容包括脏腑推拿治疗概述、脏腑推拿治疗常用经脉腧穴、脏腑推拿治疗基本常识;下篇为临证治疗篇,内容包括内科、妇科、男科病症的防治。本教材围绕脏腑推拿医理阐明治法,突出强调"外治之理即内治之理",结合处方用药思路,施用脏腑推拿进行辨证施术,着重突出知识的应用性、实践性,从而提高学生的临床诊疗水平。

本教材适用于高等中医药院校中医学、针灸推拿学等专业本科生教学使用,同时也可作为推拿专科医师的参考书。

图书在版编目(CIP)数据

脏腑推拿治疗学 / 王金贵,付国兵主编. —北京:科学出版社,2019.4
ISBN 978-7-03-061083-6

Ⅰ. ①脏… Ⅱ. ①王… ②付… Ⅲ. ①脏腑病证–按摩疗法(中医)–高等学校–教材 Ⅳ. ①R256

中国版本图书馆 CIP 数据核字(2019)第 075459 号

责任编辑:陈深圣 郭海燕 / 责任校对:王晓茜
责任印制:赵 博 / 封面设计:北京图阅盛世文化传媒有限公司

科学出版社 出版
北京东黄城根北街 16 号
邮政编码:100717
http://www.sciencep.com
北京富资园科技发展有限公司印刷
科学出版社发行 各地新华书店经销
*

2019 年 4 月第 一 版 开本:787×1092 1/16
2025 年 1 月第七次印刷 印张:9 1/2
字数:233 000
定价:49.00 元
(如有印装质量问题,我社负责调换)

《脏腑推拿治疗学》编委会

总 前 言

为落实教育部"高等学校本科教学质量与教学改革工程"以及《教育部关于加强高等学校在线开放课程建设应用与管理的意见》(教高[2015] 3 号)的相关精神,加强教材建设,确保高质量教材进课堂,并进一步推动我国教育信息化的发展,促进在线课程的建设及推广应用,由长春中医药大学附属医院、天津中医药大学第一附属医院牵头组织了科学出版社"十三五"普通高等教育本科规划教材暨数字化项目高等中医药院校推拿学专业系列教材的编写工作。实现教育现代化,信息化是必经之路。"十三五"期间我们将致力于促进教育信息化"四个提升"和"四个拓展",全面提升教育信息化基础支撑的能力,大幅提升教育信息化服务教学和管理的能力,优先提升教育信息化促进教育公平、提高教育质量的能力,有效提升数字教育资源开发与服务供给能力。

随着推拿临床与研究内涵的不断深化,重新构建课程教材体系是推拿学科发展的趋势,也是推拿学课程体系优化的必然需求。从推拿学发展源流中不难看出,推拿专业身兼学科与技法双重性质,应用范围包罗内、外、妇、儿、伤等各科病种。当前要以健康中国理念为推拿学科发展的契机,使推拿专业现代化、国际化的步伐更加强健有力,突出学科特色和优势,与中医学、针灸学学科并驾齐驱,这也符合每个学科不断发展壮大的必然规律。《淮南子·原道》中说:"高者必以下为基。"因此,我们先从编著教材和培养人才开始。现有的《经络腧穴学》等相关著作多为针灸学临床与研究服务的,对于与推拿关系密切的奇经八脉、十二经筋、十二皮部没有重点阐述,对于适宜于推拿但不适于针灸的腧穴介绍过于简单,完全不能满足现代推拿临床与教学的需求。

我们着力于推拿学课程体系重构以及新体系下教材建设,重新构建真正适应当前推拿学临床、教学、科研需求的课程体系,从教材层面将推拿学科从针灸学科中分化出来。推拿临床医生在中医和西医诊断能力、古籍和现代文献查阅能力、辨证处方及现代物理疗法综合治疗能力、科研能力等方面更需要加深知识点学习,本系列教材以建立推拿学科理论体系、提升推拿临床能力为编写出发点,在原有推拿学科教材的基础上,扩增为《伤科推拿治疗学》《脏腑推拿治疗学》《小儿推拿学》《推拿手法学》《推拿诊断学》《推拿中医基础理论》《推拿解剖学》《实验推拿学》《推拿功法学》《推拿学发展简史》十本教材。本系列教材编写重视教材的启发性,以加强学生实践能力的培养。

系列教材以《伤科推拿治疗学》《脏腑推拿治疗学》《小儿推拿学》为核心课程教材,其中《伤科推拿治疗学》编写以《医宗金鉴·正骨心法要旨》为蓝本,着重体现传统伤科推拿的中医思维,改善轻中医辨证、重西医辨病现状,使中西医优势互补,各取所长。新增《脏腑推拿治疗学》总结归纳脏腑推拿理论方法及应用体系,遵从处方配伍原则,制定治疗术式来辨证施术,着重体现"外治之理即内治之理"。以《推拿中医基础理论》《推拿诊断学》《推拿解剖学》《推拿手法学》为基础课程教材,其中《推拿中医基础理论》着重阐述了经筋理论指导伤科推拿、奇经八脉与四海气街理论指导脏腑推拿以及皮部理论指导小儿推拿的中医思维。新增《推拿诊断学》突出推拿学科的诊断特色，增设辨体征等内容。新增《推拿解剖学》教材，针对核心课程分为三大版块，将伤科推拿、脏腑推拿、小儿推拿相关解剖学知识抽提出来系统化。以《推拿功法学》《实验推拿学》《推拿学发展简史》为外延课程教材，其中《推拿学发展简史》不仅有推拿古籍的研究，还包括流派的研究，按照不同历史阶段分章节讲述各时期的推拿发展情况。

    本系列教材编写过程中，全国推拿学科专家集思广益、群策群力，从增设课程、教材内容及编写体例等多个方面进行反复深入研讨。编写单位互相协作，体现了大学及临床医院在教学、科研、临床等方面为推拿学科发展的核心动力。2016 年于长春进行全国遴选，初步确定了十本教材主要内容及总编委会；2016 年底于天津确定教材主编；2017 年 7 月于长春召开主编会议，确定了各本教材编写大纲和体例；2017 年 8～10 月由本系列教材天津教材秘书组解决系列教材之间衔接问题，针对每本教材提出编写建议，各主编根据编写建议修订大纲与样稿；2017 年 11 月于浙江召开系列教材编写启动会，明确编写要点及时间进度要求；2017 年 12 月至 2018 年 1 月于北京、天津、河南等地分别召开各教材启动会，确定各编委会成员；2018 年 7 月于长春召开系列教材定稿会。经过近三年的认真酝酿和专家集中研讨，本系列教材即将付梓，希冀对推动推拿学科的发展，对推动推拿学科教学与临床有所裨益。

    本系列教材在编写过程中着重不同课程中相同内容的统一性、协调性，避免了前后矛盾；在课程构建时着重合理性、实用性，整套教材之间合理配置，减少内容重复，同时增加视频教学以适应现代化教学的需求。本系列教材以服务人才培养为目标，坚持以育人为本，旨在充分发挥教材在提高人才培养质量中的基础性作用，充分体现最新的教育教学改革和教材改革成果，全面推进素质教育，实施精品战略，强化质量意识。本系列教材适用于全国高等中医药院校推拿学专业以及中医学、针灸学等相关专业学生教学使用，也可作为临床推拿医师、推拿专业爱好者的参考用书。

丛德毓　王金贵

2019 年 3 月 28 日

前　言

科学出版社"十三五"普通高等教育本科规划教材《脏腑推拿治疗学》根据教育部"高等学校本科教学质量与教学改革工程",以及《教育部关于加强高等学校在线开放课程建设应用与管理的意见》(教高〔2015〕3号)的相关精神,由全国近二十所高等中医药院校联合编写,由教学与临床第一线资深骨干执笔。供中医学、针灸推拿学等专业教学使用。

当前脏腑推拿特色流派临证应用标准不同,并且尚无"脏腑推拿"独立教材,本教材作为一部以"脏腑推拿"为特色的教材,将本着教书育人的目标及方针,以中医基础理论为指导,论述脏腑推拿治疗疾病的理论方法及应用体系。"由道而术,以道论术",围绕脏腑推拿核心理论方法体系,论述医理阐明治法;突出强调"外治之理即内治之理",选取内科、妇科及男科病症,施用脏腑推拿进行辨证论治。本教材旨在使中医学、针灸推拿学专业的本科阶段学生能熟悉掌握脏腑推拿治疗方面的核心内容。

上篇为基础知识篇。第一章脏腑推拿治疗概述,包括脏腑推拿的治疗作用、治疗原则、基本治法及脏腑推拿治疗的作用机制;第二章脏腑推拿治疗常用经脉腧穴,脏腑推拿重视奇经八脉的应用,选穴以腹部为主,主要介绍常用经脉循行与病候,腧穴的定位归经与功效主治等,以及常用俞募配穴、禁刺禁灸穴位;第三章脏腑推拿治疗基本常识,包括脏腑推拿治疗禁忌证、施术要求及功法锻炼。

下篇为临证治疗篇,是本课程的重点内容。突出强调"外治之理即内治之理",第四章内科病症的防治、第五章妇科病症的防治和第六章男科病症的防治,选取脏腑推拿相关古医籍中记载病症及临床治疗确有实效的病症,结合处方用药思路,将脏腑推拿治疗手法与经穴进行配伍应用,在整体观念指导下进行辨证论治,主要介绍疾病概念、病因病机、诊断依据、鉴别诊断、治疗原则、辨证施术等内容。

本教材上篇基础知识篇由黄锦军、冯燕华、王光安、郝锋、金圣博、黄思琴、赵强、黄开云、田强、王成远执笔;下篇临证治疗篇由王金贵、付国兵、高建辉、吴兴全、祝木星、刘斯文、王锡友、王斌、彭亮执笔。本教材由王金贵、付国兵、刘斯文统稿。

教材中若有不妥之处,恳请大家提出宝贵的意见和建议,以便再版时进一步完善。

《脏腑推拿治疗学》编委会

2018 年 8 月

目　　录

上　篇

基础知识篇

第一章

脏腑推拿治疗概述

通过本章学习，了解脏腑推拿治疗的现代研究成果，包括对呼吸、循环、消化等系统的作用机制；熟悉脏腑推拿的治疗作用与原则；掌握脏腑推拿的概念与基本治法。

第一节　脏腑推拿的治疗作用

脏腑推拿是指在中医理论指导下，根据脏腑经络学说，在人体体表（以腹部及其经穴为主，也可针对不同疾病配合选用头面、胸腰背、四肢等部位及穴位）运用特定的推拿手法，以预防及治疗因脏腑功能失调导致的内科、妇科及男科等病症的一种疗法。脏腑推拿可以通过外在的刺激疏通经络，软坚散结，活血化瘀，消除气血运行障碍，促进气血流通，使气血随经络和血脉运行，内灌脏腑，外营肢节，贯穿上下，从而保持机体新陈代谢旺盛，促进废物排除，使人体各部的功能保持相对协调平衡，有效提高机体生命力，保障机体健康，起到强健身体、防病治病的作用。其作用主要体现在以下几个方面。

一、健运脾胃，化生气血

脾、胃是人体的重要脏器，互为表里。胃主受纳，脾主运化，脾为胃行其津液，共同完成水谷的消化吸收及精微的输布，所以说脾胃为气血生化之源，后天之本。人体五脏六腑，四肢百骸的营养均靠脾胃所受纳和运化的水谷精微供给。另外，脾胃在中焦，是人体气机升降的枢纽，脾主升，胃主降，脾胃功能正常则清升浊降，气机调畅，可保持机体阴阳气血相对平衡。脏腑推拿施术于脾胃可以增强脾胃受纳、运化、升清的功能，促进气血生成、废物排泄，不仅起到局部治疗作用，而且对全身组织器官起着调节促进作用，是整体的治疗和保健方法。

二、补益肾气，平衡阴阳

肾主骨生髓，藏精主水，内蕴元阴元阳，为一身阴阳之本，是生命之源，故"肾为先天之本"。肾中精气是构成人体的基本物质，也是人体生长发育及各种功能活动的物质基础。因此，临床上有"五脏之病穷必及肾"之说，就是说脏腑功能失常导致的许多病证常与肾有关，许多脏腑病治疗无效时，往往求之于肾而取得较满意的疗效。脏腑推拿有利于肾中精气的补给，从而保持肾中精气旺盛，恢复肾阴肾阳平衡，进一步促进其他脏腑阴阳的平衡，提高机体抗病能力，起到扶正祛邪，祛病健身，延缓衰老的作用。

三、疏泄肝胆，调畅气机

疏泄即疏通畅达之意。肝主疏泄是指肝气具有疏通畅达全身气机的重要作用，一身气机调畅，则脏腑组织器官在相应的激发和推动下，正常发挥生理作用，一旦肝失疏泄，不能正常调节全身气机，则影响相关脏腑组织器官功能，一方面直接影响血、津、液等物质的代谢，另一方面可通过影响脾胃气机升降，进而影响精、气、血、津、液等物质的化生，故有"诸病皆可从肝治"之说，即五脏六腑，肝最重要，内伤杂病，肝病首当其冲，充分体现了肝在人体生理病理过程中的重要性。可见，肝主疏泄对维持人体正常生理功能具有其他脏腑无与比拟的重要性和广泛性。通过脏腑推拿调理肝胆，增强其疏泄功能，可以保持其他脏腑乃至一身气机的调畅，进而促进人体血与津液的代谢。

四、畅达三焦，通利水道

三焦作为六腑之一，主诸气，总司全身气机，是气和水液升降出入的通道。中医认为，三焦"总领五脏六腑、荣卫经络、内外左右上下之气也；三焦通，则内外左右上下皆通也，其于周身灌体，和内调外，荣左养右，导上宣下，莫大于此者也"。这说明了人体的气是通过三焦而输布到五脏六腑，进而充沛于全身的。三焦还有疏通水道、运行水液的作用，是水液升降出入的通道。三焦在中医学中被划分为上、中、下三焦，其中膈以上为上焦，上焦接受来自中焦脾胃的水谷精微，通过肺的宣发肃降，布散于全身，发挥其营养滋润作用，故称"上焦如雾"。因上焦接纳精微而布散，故又称"上焦主纳"。中焦是指膈以下、脐以上的上腹部，其所属的脏腑包括了现代医学的脾、胃、肝、胆。生理功能实际上包括了脾和胃的整体运化功能，成为"升降之枢"，故称"中焦如沤"。下焦指胃以下的部位和脏器，如小肠、大肠、肾脏和膀胱等。其生理功能主要是排泄糟粕和尿液，故称"下焦如渎"。因此，三焦的功能是否正常，直接影响到人体气机和水液代谢的正常与否。脏腑推拿贯穿着对"三焦"全面调治的理念，保证人体气机升降出入、营养物质输布和代谢废物排泄通道的畅通，维持机体代谢的平衡。

第二节　脏腑推拿的治疗原则

一、治　病　求　本

治病求本，就是寻找出疾病的根本原因，并针对根本原因进行治疗。善于从复杂多变的疾病现象中，抓住病变的本质，这是辨证论治的基本原则，故《素问·阴阳应象大论》说："治病必求于本。"

"本"和"标"是一个相对概念，有多种含义，可用以说明病变过程中各种矛盾的主次关系。如从邪正双方来说，正气是本，邪气是标；从病因与症状来说，病因是本，症状是标；从疾病先后来说，旧病、原发病是本，新病、继发病是标。临床运用治病求本这一治疗原则的时候，必须正确掌握"正治与反治""治标与治本"两种情况。

（一）正治与反治

《素问·至真要大论》提出"逆者正治""从者反治"两种方法，就其原则来说，都是治病求本这一治疗原则的具体运用。

正治是逆其证候性质而治的一种常用治疗方法，又称逆治。逆，是指采用治疗手段的性质与疾病的性质相反。即通过分析疾病的临床证候，辨明疾病性质的寒热虚实，然后分别采用"寒者热之""热者寒之""虚则补之""实则泻之"等不同方法去治疗。正治法适用于疾病的征象与本质相一致的病证。由于临床上大多数疾病的征象与疾病的性质是相符的，如寒病即见寒象，热病即见热象，虚病即见虚象，实病即见实象等，所以，正治法是临床上最常用的一种治疗方法。

反治是顺从疾病假象而治的一种治疗方法，又称从治。从，是指采用治疗手段的性质顺从疾病的假象，与疾病的假象相一致而言，究其实质，还是在治病求本法则指导下，针对疾病本质而进行治疗的方法，主要有"热因热用""寒因寒用""塞因塞用""通因通用"等。

（二）治标与治本

在复杂多变的病证中，常有标本主次的不同，因而在治疗上就应有先后缓急的区别。标本治法的临床应用，一般是"治病必求于本"。但在某些情况下，标病甚急，如不及时解决，可危及患者生命，则应采取"急则治其标，缓则治其本"的原则，先治其标病，后治本病。若标本并重，则应标本兼顾，标本同治。

《素问·标本病传论》说："先热而后生中满者，治其标""先病而后生中满者，治其标""小大不利，治其标"。中满、大小便不利，都是较急重的症状，故当先治疗。标急不治，其本难除。如在医院外遇到急性胆绞痛的患者，在没有其他医疗条件的情况下，不能确诊是急性胆囊炎还是胆石症，急救可以采用按压胆囊穴或右侧背部相应节段压痛点，以达到止痛的作用，缓解症状治其标。再如某些慢性病患者，原有宿疾又复感外邪，当新病较急之时，亦应先治外感以治其标，待新病愈后，再治宿疾以治其本。对慢性病或急性病恢复期则应遵从"缓则治其本"的原则。

标病本病并重时则应标本兼治。如虚人感冒，素体气虚，反复外感，治宜益气解表，益气为治本，解表是治标。又如表证未解，里证又现，则应表里双解，亦属标本同治。可以看出，标本的治疗原则，既有原则性，又有灵活性。临床应用或先治本，或先治标，或标本兼治，应视病情变化适当掌握，但最终目的在于抓住疾病的主要矛盾，做到治病求本。

二、扶 正 祛 邪

疾病过程，从邪正关系来说，是正气与邪气矛盾双方互相斗争的过程。邪正斗争的胜负，决定着疾病的进退，邪胜于正则病进，正胜于邪则病退。因此治疗疾病，就要扶助正气，祛除邪气，改变邪正双方的力量对比，使之有利于疾病向痊愈方向发展。所以扶正祛邪是指导临床治疗的一个重要原则。

（一）扶正与祛邪的概念及关系

《素问·通评虚实论》说："邪气盛则实，精气夺则虚。"治疗方法则应"实则泻之，虚则补之"，所以补虚泻实是扶正祛邪原则的具体运用。

扶正，即是扶助正气，增强体质，提高机体抗邪能力。扶正多用补虚方法，情志的调节和饮食营养的补充对于扶正也具有重要的意义。

祛邪，即是祛除病邪，使邪去正安。祛邪多用泻实之法，不同的邪气，不同的部位，其治法亦不一样。

扶正与祛邪，其方法虽然不同，但两者相互为用，相辅相成。扶正使正气加强，有助于机体抗御和祛除病邪；祛邪能够排除病邪的侵害和干扰，使邪去正安，有利于正气的保存和恢复。

（二）扶正祛邪的运用原则

运用扶正祛邪原则时，需认真细致地观察、分析正邪两方消长盛衰的情况，并根据正邪在矛盾斗争中的地位，决定扶正与祛邪的主次和先后。一般有如下几种情况。

扶正，适用于以正气虚为主要矛盾，邪气不盛的虚性病证。如气虚、阳虚的患者，应采取补气、补阳的方法治疗；阴虚、血虚的患者，应采取滋阴、补血的方法治疗。

祛邪，适用于以邪实为主要矛盾，而正气未衰的实性病证。如表邪盛者，宜发汗解表；实热实火，宜用清热泻火之法；湿证宜化湿、利湿；食积胀满，则宜用消导之法等均属祛邪范围。

扶正与祛邪兼用，适用于正虚邪实病证，而且两者同时兼用应以扶正不留邪、祛邪不伤正为原则。但在具体应用时，还要分清以正虚为主，还是以邪实为主。正虚较急重者，应以扶正为主，兼顾祛邪；而邪实较急重者，则以祛邪为主，兼顾扶正。先祛邪后扶正，适用于虽然邪盛正虚，但正气尚能耐攻，或同时兼顾扶正反会助邪的病证，则应先祛邪而后扶正。先扶正后祛邪，适用于正虚邪实，以正虚为主的患者，因正气过于虚弱，兼以攻邪，则反而更伤正气，故应先扶正而后祛邪。

三、调整阴阳

所谓调整阴阳，是针对机体阴阳偏盛偏衰的病理状态，采取损其有余，补其不足的方法，使阴阳恢复于相对平衡的状态。临床应用包括损其有余和补其不足两个方面。

（一）损其有余

损其有余，又称损其偏盛，是指阴或阳其中一方偏盛有余的病证，应当用"实则泻之"的方法来治疗。损其阳盛，适用于"阳盛则热"的实热证，应用清泻热邪，"治热以寒"的方法治疗，即"热者寒之"。损其阴盛，适用于"阴盛则寒"的实寒证，应用温散寒邪，"治寒以热"的方法治疗，即"寒者热之"。

（二）补其不足

补其不足是指对于阴阳偏衰的病证，采用"虚则补之"的方法予以治疗。针对阴虚、阳虚、阴阳两虚之分，其治当有滋阴、补阳、阴阳双补之别。

"阴虚则热"的虚热证，采用"阳病治阴"的方法，滋阴以制阳亢，即"壮水之主，以制阳光"。"阳虚则寒"的虚寒证，采用"阴病治阳"的方法，扶阳以抑阴，即"益火之源，以消阴翳"。阴虚者补阴，阳虚者补阳，以平为期。由于阴阳是互根互用的，所以阴损可及阳，阳损可及阴，从而出现阴阳两虚的证候，治疗时当阴阳双补。

四、调理脏腑

人体是一个有机的整体，脏与脏、脏与腑、腑与腑之间，生理上相互协调，相互为用，在病理上也相互影响。一脏有病可影响他脏，他脏有病也可影响本脏。因此，调理脏腑就是在治疗脏腑病变时，既要考虑一脏一腑之阴阳气血失调，更要注意调理各脏腑之间的关系，使之重新恢复平衡状态。

（一）调理脏腑的阴阳气血

脏腑是人体生命活动的中心，脏腑阴阳气血是人体生命活动的根本，脏腑的阴阳气血失调是脏腑病理改变的基础。因此，调理脏腑阴阳气血是调理脏腑的基本原则。脏腑的生理功能不一，其阴阳气血失调的病理变化也不尽一致。因此，应根据脏腑病理变化，或虚或实，或寒或热，予以虚则补之，实则泻之，寒者热之，热者寒之。

（二）顺应脏腑的生理特性

五脏藏精气而不泻，六腑传化物而不藏。脏腑的阴阳五行属性、气机升降出入规律、四时通应，以及喜恶在志等生理特性不同，故调理脏腑须顺应脏腑之特性。如脾胃属土，脾为阴土，阳气乃损；胃为阳土，阴气乃伤。脾喜燥恶湿，胃喜润恶燥。脾气主升，以升为顺，胃气主降，以降为和。故治脾常宜温补手法以助其升运，治胃常用通调手法以助其通降。

五、四因制宜

（一）因病制宜

根据不同的病证和病位，选用不同的推拿手法和刺激量，称作因病制宜。因病证不同，推拿选用不同的手法。如虚寒证用补法，一般以挤压、摩擦类等手法操作；实热证用泻法，以推法、拿法等手法操作。同种疾病不同证型宜选用不同的手法，如痰湿中阻型眩晕，可在腹部中脘、背部脾俞用推摩等手法，做较长时间轻刺激，以健脾化湿；肝阳上亢型眩晕，则可交替推摩双侧的桥弓。

因病位不同，推拿选用不同的手法。《素问·刺要论》中提出了病位有表里、内外、浅深之不同，曰："病有浮沉，刺有浅深，各致其理，无过其道，过之则内伤，不及则生外壅，壅则邪从之。浅深不得，反为大贼，内动五脏，后生大病。"推拿同理，不同强度的手法所能刺激部位的深浅和作用也不同，推拿治病在于功力，要恰到好处，中病即止，才能奏效。

（二）因时制宜

四时气候的变化，对人体的生理功能、病理变化均产生一定的影响，根据不同季节气候的特点，来制定适宜的推拿治疗方法，称作因时制宜。一年四季，有寒热温凉的变迁，所以治病时，要考虑当时的气候条件，例如，春夏季节，气候由温渐热，阳气升发，人体腠理疏松开泄，手法力度要稍轻；而秋冬季节，气候由凉变寒，阴盛阳衰，人体腠理致密，阳气潜藏于内，手法力度应稍强。

（三）因地制宜

根据不同地理环境特点，来制定适宜的推拿治疗方法，称作因地制宜。不同的地理环境，由于气候条件及生活习惯不同，人的生理活动和病变特点也有区别，所以治疗亦应有所差异。推拿治疗时要根据不同地区的患者，考虑到各地寒热燥湿的特点而选择适宜的推拿手法和刺激量。例如，南方多湿热，人体腠理多疏松，皮肉较润泽，手法宜偏轻；北方多燥寒，人体腠理多致密，皮肉较粗糙，手法宜偏重。

（四）因人制宜

根据患者年龄、性别、体质、生活习惯等不同特点，来制定适宜的推拿治疗方法，称作因人制宜。在治疗时不能孤立地看待疾病，而要看到患者的整体情况。如年龄不同，生理机能及病变特点亦不同，老年人气血衰少，生理机能减退，手法宜稍轻。男女性别不同，各有其生理特点，特别是对妇女有经期、怀孕、产后等情况，手法治疗时尤须加以考虑。在体质方面，由于每个人的先天禀赋和后天调养情况不同，个体素质不仅有强弱之分，而且还有偏寒偏热及素有某种慢性疾病等不同情况，所以虽患同一疾病，治疗亦当有所区别。其他如患者的职业、工作条件等也与某些疾病的发生有关，在诊治过程中也应该注意。

在推拿治疗时，还要注意观察患者的反应，通过观察患者的表情、听患者发出的声音、推拿医者手下的感觉、推拿受力部位的"回避"现象，来调整手法的轻重，作用力的大小、深浅、方向、角度，操作的频率、部位、时间等，以达到最佳的治疗效果。

因病、因时、因地、因人制宜的治疗原则，充分体现了中医治疗疾病的整体观念和辨证论治在实际应用上的原则性和灵活性。必须全面地看问题，具体情况具体分析。

第三节　脏腑推拿治疗的基本治法

脏腑推拿的治疗作用取决于三个方面：推拿手法作用的性质和量；被刺激部位或穴位的特异性；机体的功能状态。

在辨识患者机体功能状态的前提下，按手法的性质和量，结合治疗部位，可将脏腑推拿治疗方法分为温、通、补、泻、汗、和、散、清共八种基本治法。

一、温　法

温，即温热。温法是指温散寒邪、恢复阳气的治法。适用于一切寒证，包括表寒证和里寒证。主要应用摩擦、挤压、振动类等手法，缓慢而柔和的节律性操作，使患者产生温热感，从而达到温经散寒、补益阳气的作用。里寒证又分为里实寒和里虚寒，里实寒证多因外感风寒循经入里客于脏腑或过食生冷寒食而致，治宜温通、温散；里虚寒证多因患者素体阳虚或久病伤阳所致，治宜温补、温振阳气。在推拿治疗方面，适宜选用具有高产热效应的手法，如团摩法、层按提法、掌振法等。临床常用层按提中脘、掌振神阙等温中散寒；摩关元、擦八髎、擦命门等温补肾阳。

二、通　法

通，即疏通。通法有祛除病邪滞塞、通经络、行气血的作用。脏腑推拿治疗经络不通所引起的病证。《医宗金鉴·正骨心法要旨》曰："按其经络，以通郁闭之气……"《厘正按摩要术》曰："按能通血脉，按也最能通气。"根据其治疗作用通法还可具体分为：开通、宣通、疏通、温通、通调、通散、通利、通降、通关、通窍、通闭、通经、通络、通血脉、通脏腑等。推拿中的通法，集结了八法中的汗、吐、下、和、温、清、补、消之运用。临床常用迎巨阙同时捺阑门、顺时针旋揉腹部等手法，以通降腑气；一指禅推足厥阴肝经、擦摩胁肋以疏通肝气；按揉背俞穴以通调脏腑之气血；在四肢上多用推、拿、揉等手法，以通其穴道。

三、补　法

补，即滋补，补气血津液之不足、脏腑功能之衰弱。"扶正祛邪"是脏腑推拿临床的指导思想。补法应用范围广泛，如气血两亏、脾胃虚弱、肾阴不足、虚热盗汗、遗精等，均可用补法，通常以摩擦类、挤压类、振动类为主，手法轻而柔，不宜过重刺激。推拿补法与手法操作的强度、频率、方向、时间等有关。一般而言，轻推为补，重推为泻；就频率而言，频率慢为补，频率快为泻；就方向而言，推上为补，推下为泻；按做功形态分，旋推为补，直推为泻；按血液循环的方向分，向心为补，离心为泻；按经络走向分，顺经络走行的方向操作为补，逆着经络走行的方向操作为泻；按做功时间分，长时间为补，短时间为泻。脏腑推拿临床补五脏，常以腹部特定穴、督脉、膀胱经背俞穴为主；补益气血，常以健脾益气生血为主，多采用层按提中脘、关元，捺补建里，按揉膻中、膈俞、脾俞、胃俞等；补益肝肾，常以滋阴壮阳为主，多采用层按提下脘、关元、气海，擦命门、八髎等穴。

四、泻　法

泻，即泻下。泻法一般用于下焦实证。由于结滞实热，引起下腹胀满或胀痛，食积火盛，二便不通等，皆可用本法施治，然推拿之泻，不同于药物峻猛，故体质虚弱，津液不足而大便秘结者，亦能应用，这也是推拿泻法之所长。临床一般可用摩擦、挤压、复合类手法治疗，手法的力量要稍重，手法频率由慢而逐渐加快。虽然本法刺激稍强，但一般无副作用。一般来说，泻法操作有以下规律：逆经操作为泻，逆时针方向操作为泻，急速而重的推拿手法或操作为泻。推拿泻法的部分内容包含在汗法、散法、清法等治法中，本法重点介绍针对里实证的泻下（攻下）法，主要有通便法和利尿法。临床常用层按散法于下脘、顺时针旋揉腹部、捺泻阑门等法，以利通便；采用拨按带脉，捺中极、水道，按揉小肠俞、膀胱俞等法，以利排尿。

五、汗　法

汗，即发汗、发散的方法。汗法是通过开泄腠理、调和营卫，使病邪从汗而出，以解除表证的治疗方法。汗法适用于外感风寒、外感风热及其他病在肌表、腠理闭塞之证。临床上操作时常以挤压类和摆动类手法为主，配合一指禅推风池、风府以疏风；按揉合谷、外关以祛风解表；推按大椎、风门、肺俞以散热通经、祛风宣肺。在背部操作时可以施用较强的刺激手法，使全身汗透，达到祛风散寒的目的；但对于外感风热的患者，治疗手法宜轻，使腠理疏松，微汗解表，使患者感觉到毛孔竖起，周身舒适，肌表微汗潮湿，邪气散则病愈。

六、和　　法

和，即和解、调和之法。和法具有调和气血、寒热，调理脏腑和情志的功效，适用于气血不和、脏腑失调的病证。凡病在半表半里，在不宜汗、不宜吐、不宜下的情况下，可应用和解之法。汉代张仲景撰《伤寒论》，虽未尝以"和法"明言，然其所制之方多系调和阴阳、调和寒热、调和肝脾、补泻兼施等，处处贯穿和法之义。从临床实践来看，和法应用范围颇广，临床上根据病邪的性质和病位，以及脏腑功能失调的不同情况而采用不同的和解之法。和法常运用摩擦类及振动类手法治疗，一般宜柔和、温和、平稳、均匀，轻重有度，徐疾适中，平补平泻。临床中团摩关元、掌分腹部等可和经血；捺调中脘、章门、期门，擦胁肋可和肝胃；掌揉膀胱经背俞穴可和脏腑阴阳。

七、散　　法

散，即消散、疏散之意。推拿的散法有其独到之处，其主要作用是"摩而散之，消而化之"，能使结聚疏通，不论有形或无形的积滞，散法都可使用。有形之结，如包块、瘰疬、积聚等；无形之结，如肝气郁结、郁证等；饮食过度，脾失运化所致的胸腹胀满、痞闷，都可用摩擦类手法散之。散法临床操作时要求手法轻快柔和，切不可动作粗暴。如气郁胀满则施以轻柔的一指禅推法、摩揉法、提拿法散之；有形的凝滞积聚，可用层按散法、一指禅推、团摩、旋揉等手法，频率由缓慢而转快，可起到消结散瘀的作用。

八、清　　法

清，即清热。清法是运用刚中有柔的手法，在所取的穴位、部位上进行操作，达到清热除烦的目的。推拿用清法，无苦寒伤脾胃之虞，以摩擦、挤压类手法为主。操作时多采用快速、重刺激等手法，但要刚中有柔，施术部位多呈现皮肤红、紫等郁热外散之象。临证时要辨明其卫气营血、表里虚实，是表热还是里热，是实热还是虚热，是气分热还是血分热，根据不同情况采取相适宜的治疗方法。如拨按带脉，按揉胃俞、大肠俞，顺时针摩腹，按揉次髎，可清脏导滞；按揉风池、太阳、大椎、肩井等，可清热祛暑。

第四节　脏腑推拿治疗的作用机制

一、脏腑推拿的现代研究及成果

脏腑推拿的研究已由单纯表象研究向更深的细胞、蛋白、基因等方向发展。目前，脏腑推拿的现代机理研究已由机械刺激理论逐渐过渡到神经、内分泌、免疫网络学说的研究。

（一）机械刺激理论

机械刺激是最容易理解，也是最被认可的原理，脏腑推拿作用在腹部，通过力学传导直接刺激了腹部的胃肠等脏器。国内学者在应用脏腑推拿治疗便秘症状时，认为脏腑推拿在结肠外给予适当的机械动力可刺激结肠慢波及平滑肌动作电位的产生，从而加速肠蠕动，以减少粪便水分的吸收，有助于改善便秘的症状。也有学者认为摩腹、运腹等手法直接作用于腹部，可使肠道内容物发生形变和位移，从而反射性地调节胃肠自主神经功能，兴奋肠道副交感神经，增加胃肠蠕动。

（二）神经传导机制

腹部有独立于大脑之外的神经系统，被称为肠神经系统，它可以通过自身调节而改善疾病症状。国内学者在分析陈宇清所著《胃病推拿法》一书时，认为胃病推拿法（主要作用于腹部）中的手法可以调节交感神经和副交感神经，并且肯定了脏腑推拿的局部刺激对神经反射的调节功能。另外，由于腹部胃肠等其他脏器分布有大量的感受器，如触觉感受器、压力感受器、痛觉感受器及深部感受器等，这些感受器会将脏腑推拿信号上传至椎前神经节及更高的中枢神经系统，通过对传入信息的整合进行不同层次的调节，并由自主神经系统和神经-内分泌系统将其调控信息传送到肠神经系统或直接作用于胃肠效应细胞。

（三）对生物化学影响

1. 对脑肠肽影响　脑肠肽是指脑和胃肠道中双重分布的肽类，它们不仅在外周广泛地调节着胃肠道的各种功能，而且在中枢也参与对胃肠道生理活动的调节。现有研究已证实脏腑推拿可以通过按摩腹部，刺激胃肠及其他器官，调节胃动力素、五羟色胺、去甲肾上腺素、降钙素基因相关肽、P物质、血管活性肠肽、胆囊收缩素K的含量进而治疗某些疾病。

2. 对生物激素的影响　生物激素是由高度分化的内分泌细胞合成并直接分泌入血的化学信息物质，它通过调节各种组织细胞的代谢活动来影响人体的生理活动。有学者利用腹部经穴推拿联合盐酸二甲双胍治疗肥胖的2型糖尿病患者，发现腹部经穴推拿具有提高肥胖的2型糖尿病患者脂联素表达的作用。脏腑推拿能减少体内脂肪总量，使脂肪组织活性增强，进而增加脂联素分泌量，降低胰岛素抵抗，从而对肥胖的2型糖尿病起到一定的治疗作用。

（四）整体作用

现代医学认为，推拿手法的物理刺激，使作用区发生生物物理和生物化学的变化，局部组织发生生理反应，这种反应，通过神经反射与体液循环的调节，一方面得到加强，另一方面又引起整体的继发性反应，从而产生一系列病理生理过程的改变，达到治疗效果。有研究表明脏腑推拿既能刺激腹部内脏的神经丛，抑制交感神经兴奋性，从而减少去甲肾上腺素的释放；同时通过直接刺激胃窦部，促进了β-内啡肽的分泌并抑制P物质和兴奋性氨基酸的释放，抑制了颅周炎性反应和脊神经根/轴索反射，降低了外周伤害性感受器的敏感性，使头痛得以改善。相对于头颈肩部推拿，脏腑推拿在治疗紧张性头痛时具有多途径性和全身性的特点。

二、对神经系统的作用机制

1. 对神经传入途径的调节作用　机体通过感受器接受各种环境刺激，经过感觉神经将信息传递到大脑皮层感觉区，产生相应的感觉。皮肤或皮下组织的感受器对推拿机械力信息的编码和抽提是推拿发挥疗效的作用基础，亦是推拿影响神经传入的主要途径。推拿借助皮肤触压觉感受器，对作用在皮肤上的机械力刺激进行编码，将力学信号转换为电信号，引起神经纤维产生动作电位，以神经脉冲的形式经外周传入纤维传至神经系统其他部分。不同力度、不同频率、不同变化速率的各种推拿手法在作用于触压感受器时，引起的感觉程度不同，是由于不同的推拿刺激强度不仅可以通过单一传入纤维动作电位的频率高低来编码，还可通过参与这个换能过程的触压感受器数目与类型的差异进行编码。

2. 对神经传导过程的调节作用　推拿手法刺激可通过反射传导途径来调节中枢神经系统的兴奋和抑制过程。腹部推拿可以减少焦虑模型大鼠旷场实验路径，有效改善心理生理性失眠患者多导睡眠图、匹兹堡睡眠质量指数量表和心理健康症状自评量表的评分指标。揉腹可以激活便秘型肠易激综合征模型兔的丘脑、扣带前回、脑岛皮质、脑干区域，从而有效调控其内脏敏感化中枢。推拿对于外周神经系统的影响，主要体现在对神经系统中传出途径的影响。研究发现手法可改变同一节段神经支配的内脏和组织的功能活动，有促使其加强或改善的作用。腹部推拿可以缓解紧张性头痛，降低患者血浆内皮素、五羟色胺含量。亦有研究证实腹部推拿可以影响肠易激综合征兔模型的结肠组织脑肠肽表达水平，通过调节局部肠道 P 物质和血管活性肠肽的功能来治疗肠易激综合征。

三、对呼吸系统的作用机制

1. 对肺通气量、肺活量的调节作用　推拿对肺活量可产生明显影响，使呼吸道阻力减少，提高肺通气量，增加肺活量，从而提高人体的肺功能，改善呼吸困难。另外，推拿能增加呼吸肌的收缩舒张功能，从而达到提高人体肺通气量，增加肺活量的作用。

2. 对气道反应性的调节作用　推拿可调节机体的气道反应性，明显改善哮喘患者的肺功能，对降低哮喘复发率具有良好的效果。

四、对循环系统的作用机制

1. 对血管的调节作用　推拿对血管的调节主要表现在促使毛细血管扩张，开放储备状态下的毛细血管，促进血管壁弹性功能恢复，改善血管的通透性，减缓血管的硬化，降低了血管类疾病的发生率，同时也降低了血液流动时所产生的外周摩擦力。

同时，推拿还可间接促使作用部位的部分细胞内的蛋白质得到分解，产生组胺与类组胺等物质，扩张和开放毛细血管，促使血管直径与容积扩大，渗透性能增强，继而增加了血流量，也使肢体循环的供血量有所增加。全身进行推拿治疗，也可以促进身体的血液重新分配，降低中央动脉的压力，减轻内脏淤血，减小血流阻力，改善静脉回流，减轻心脏负荷，使心血管功能得到改善。

2. 对血压的调节作用　推拿具有显著的降压作用。传统"推桥弓"疗法被广大患者熟知与接受。同时，推拿能使肌肉放松，扩张周围血管，提高血流的通畅性，减轻心脏负担，通过对神经和血流的调节间接起到调节血压的作用。

3. 对血液循环的调节作用 推拿对局部微循环有很大的调节作用，提高了血液从小动脉端向小静脉端的流动速度，促进细胞间液的毛细血管壁滤过和重吸收过程，改善血液流变学的特性。同时对体表进行推拿产生的压力会刺激血管壁，并导致其周期性的收缩、复原，当血管壁再次复原后，受阻的血流会骤然流动加快，使血管内血流量增大。另外，推拿还可调节甲襞微循环的各项指标，使输出支、输入支、袢顶明显减小，流速明显加快，清晰度和粗细不均有不同程度的改善。

4. 对血液成分的调节作用 推拿可引起人体血液成分中血浆和血细胞含量的变化。推拿对血浆中血浆蛋白、总胆固醇、三酰甘油、低密度脂蛋白、胆固醇等成分有明显的调节作用。推拿可增加血液中的红细胞、白细胞的数量，增强白细胞的噬菌能力，提高血清中补体含量。

5. 对心功能的调节作用 推拿可使得心肌收缩力显著提升，并可起到调节心率、心律、心脏射血功能和自身血流的作用，还可使外周阻力降低。

6. 对淋巴循环的调节作用 推拿在改善淋巴循环方面也有明显的作用，早在 2008 年淋巴推拿手法就得到了广泛的发展，如"人工淋巴引流术"等，该类手法可以加快局部淋巴回流的速度，减轻神经末梢周围的液体压力，使炎性物质迅速被淋巴液带走，清除致痛物质，明显地减轻疼痛和缓解水肿。

五、对免疫系统的作用机制

推拿对免疫系统各组织器官、细胞及因子的调控体现在多个方面、多个途径。推拿手法作为一种物理疗法，通过机械性刺激人体相应治疗部位，既可以直接改善局部体液循环，调节体温，又可以通过整体经络按摩，调节脏腑组织器官的功能，提升人体正气，从而提高机体的免疫防御功能，治疗相应疾病。

1. 对机体免疫器官的影响 皮肤是人体抵御外邪的第一道防线，也是人体最大的"免疫器官"，通过推拿手法刺激皮部，具有一定的治疗疾病及保健强身作用。

2. 对机体免疫细胞的影响 免疫细胞指直接参与免疫反应或者与免疫反应有关的细胞，推拿后白细胞数量增加，淋巴细胞比例升高，白细胞噬菌指数提高。自然杀伤细胞与抗肿瘤、抗病毒感染和免疫调节关系密切，而且参与超敏反应和自身免疫性疾病的发生，对 HIV 患者的研究也证实，推拿治疗可以增加患者机体中自然杀伤细胞数量并调节免疫功能，由此来抑制肿瘤细胞的生长。

3. 对机体免疫因子的影响 推拿对体液免疫的调节是双向的。以一指禅推法、擦法、提捏法和揉法在慢性肾小球肾炎患者腹部和腰背部操作，结果显示，患者血清中 IgG、IgM、IgA 浓度提高。

六、对内分泌系统的作用机制

推拿对内分泌系统疾病的效应机制研究，目前主要体现在影响甲状腺、肾上腺、胰岛、性腺等的功能上。研究表明，推拿可以对内分泌系统的功能发挥多方面、多环节、多水平、多途径的调节作用，并体现出整体性、双向性及自限性的作用特点。

1. 对甲状腺功能的调节作用　推拿作用于甲状腺功能的研究尚不充分，但从已有的研究成果来看，推拿能影响甲状腺的功能，而其作用机制有待进一步的研究。通过对家兔进行实验发现，手法按摩方法能促进家兔总四碘甲状腺原氨酸的水平，进而促进家兔的生长发育。

2. 对肾上腺功能的调节作用　推拿对肾上腺素、去甲肾上腺素的分泌具有良好的调节作用。推拿通过提高肾上腺素水平以减少硬脊膜的血流，发挥中枢性镇痛作用。"津沽推拿"中通脉调神手法作用于中脘、气海、关元等穴，能有效降低失眠患者体内去甲肾上腺素含量，从而改善睡眠。

3. 对胰岛的调节作用　推拿对胰岛素的分泌具有调节作用，进而可以调节机体的血糖水平。推拿可通过减轻患者体重、改善脂代谢紊乱及胰岛素抵抗水平来降低血糖，并且可直接抑制炎症因子的产生，改善血小板活化状态。腹部推拿可以明显改善肥胖 2 型糖尿病患者糖脂代谢水平，有效降低患者体重、腰围、体重指数、空腹血糖、糖化血红蛋白、三酰甘油、总胆固醇、游离脂肪酸、空腹胰岛素、稳态胰岛素、抵抗指数等。胰岛素回降而促使葡萄糖转化为脂肪速度减缓，脂肪分解加速。

4. 对性腺的调节作用　目前的研究主要体现在对卵巢、睾丸及性激素的调节作用。推拿治疗阳痿患者，能明显提高其睾酮的含量，降低卵泡刺激素、黄体生成素及催乳素的水平。同样推拿能提高血中雌激素含量，降低卵泡刺激素、黄体生成素水平，进而改善卵巢早衰症状。

七、对消化系统的作用机制

1. 对食管运动的调节作用　主要表现在对下食管括约肌压力的调节上，既能使下食管括约肌压力下降，改善贲门失弛缓症患者的吞咽困难；又能升高下食管括约肌的压力，抗胃食管反流。

2. 对胃肠功能的调节作用　主要体现在对胃肠道运动和分泌吸收功能的调节上，研究证实，推拿对胃肠道功能调节的作用特点体现出双向性。对肠道运动功能而言，推拿既能促进肠道蠕动，又能抑制肠道痉挛。推拿治疗疾病的机理不仅仅是局部受到机械刺激所致，还与神经系统因素，反射性地提高某些防御机能有关。胃肠功能的神经调节有赖于肠神经系统、外周神经和中枢神经三个层次的协调调控。腹部推拿可以有效改善便秘型肠易激综合征家兔结肠组织及脑中的 P 物质、血管活性肠肽和胆囊收缩素 K 的表达水平。

3. 对肝脏的调节作用　推拿对于某些肝脏疾病具有一定的疗效。推拿治疗脂肪肝主要是通过腹部推拿及特殊穴位的点、按方法，使腹部肌肉产生运动，增加肝细胞的通透性和改善微循环障碍，消耗肝内脂肪，促进肝脏脂肪的转运，减少其肝内脂肪的堆积。揉腹法能有效改善脂肪肝患者肝脏 B 超、胆固醇、三酰甘油等指标状况。腹部推拿还可以降低非酒精性脂肪肝病患者谷丙转氨酶、三酰甘油、总胆固醇含量及体重指数；提高肝脏 CT 值，使肝/脾 CT 值趋于正常。

4. 对胆囊功能的调节作用　目前，推拿对胆囊功能的调节作用研究尚不多见，从临床疗效来看，采用整复胸椎推拿疗法能有效缓解胆绞痛。

八、对泌尿生殖系统的作用机制

（一）对泌尿系统的调节作用

推拿对泌尿系统的效应主要体现在与尿液形成、输布和排泄相关组织器官的功能上。

1. 对尿道括约肌的调节作用　推拿对于尿道括约肌的影响是间接的。一般认为，脑桥排尿中枢协调着膀胱和尿道外括约肌位于骶髓的运动神经元，即刺激骶髓相对应体表的穴位有刺激膀胱和尿道外括约肌的作用。腹部推拿可以调节压力性尿失禁大鼠尿道括约肌组织形态，增加压力性尿失禁大鼠尿道组织的神经肽Y及蛋白基因产物9.5的表达。

2. 对逼尿肌的调节作用　不同的力度反复刺激或叩击膀胱区域，压力直达膀胱逼尿肌，可以增加膀胱张力，引起逼尿肌对牵拉反射的反应，进而影响尿液的储藏与排出。

3. 对盆底肌的调节作用　膀胱位于盆腔之中，而盆腔由盆底肌固护，盆底肌的功能在一定程度上影响了膀胱的功能。推拿能促进盆底肌的收缩，有助于改善膀胱功能，缓解尿失禁，但相关机制仍待进一步研究。

4. 对尿动力学的调节作用　尿动力学是衡量膀胱储尿和排尿功能状态的重要指标，包括尿流率、尿渗透压等。腹部推拿和腰部推拿通过提高尿渗透压，有调整夜间尿量的作用，且有远期的稳定作用。推拿不仅能提高膀胱的容量，增加尿液的排出量和排出的速度，减少膀胱内的残余尿量，还可以改变尿动力学形态，调整逼尿肌的压力。

（二）对生殖系统的调节作用

1. 对卵巢功能及形态的调节作用　推拿可单独或配合其他疗法改善卵巢功能，促进激素分泌。在下丹田部位推拿可改善月经周期、经期、经量；双向调节体温，降低血清黄体生成素，升高卵泡刺激素，降低睾酮，改善黄体生成素/卵泡刺激素值，减小卵巢体积。

2. 对输卵管形态及功能的调节作用　腹部推拿手法作用部位正是子宫、卵巢、输卵管在体表的投影区，缓慢柔和的手法，能带动腹部脏器产生共振，同时手掌上的热量会逐渐随振波向四周扩散，加快血液循环，恢复内部脏器的功能。有研究表明，运用推拿手法作用于气海、关元、肾俞、三焦俞穴能增强输卵管的运动，促进局部组织的血液循环，改善局部组织的营养，加快病变产物的排出。

3. 对子宫形态及功能的调节作用　针对青春期功能性子宫出血的患者，在应用雌激素治疗的基础上，配以子宫推拿手法，压迫子宫，可使子宫腔面相贴，机械的压迫宫腔内开放的血管达到止血的目的。

4. 对男性生殖组织器官功能的调节作用　丹田推拿法通过在腹部、大腿内侧及背部的手法操作，可以直接调节前列腺的血液供应，影响支配前列腺的交感和副交感神经，调节前列腺功能，缓解前列腺炎导致的疼痛、坠胀等尿路症状。

思考题 ▶▶▶

1. 什么是脏腑推拿？
2. 脏腑推拿治疗的作用体现在哪几方面？
3. 脏腑推拿治疗的基本治法有哪些，是如何在治疗中体现的？
4. 根据目前的研究现状，请简述脏腑推拿会对人体哪些系统产生影响。

第二章

脏腑推拿治疗常用经脉腧穴

📚 学习目的

通过本章学习，了解脏腑推拿治疗中常用经脉腧穴的解剖位置；熟悉常用经脉的循行，常用腧穴的定位归经；掌握常用经脉的主治病候，常用腧穴的功效主治及相关操作。

第一节　脏腑推拿治疗常用经脉

一、冲　脉

冲脉是人体奇经八脉之一，"冲"字有"要道、交通要冲"之义，表示冲脉气血旺盛，通受十二经气血，是输送经脉气血的要道，上下通于全身。《黄帝内经》中将冲脉概括为"十二经之海""五脏六腑之海"。冲脉起于胞中，又称"血室""血海"，与人体生殖机能、妇女月经盛衰关系密切。《素问·上古天真论》云："太冲脉盛，月事以时下""太冲脉衰少，天癸竭，地道不通"。这里说的"太冲脉"，即是指冲脉而言。由此可见，冲脉具有通调气血，维持生殖的作用。本经脉交会穴有会阴、阴交（任脉），气冲（足阳明胃经），横骨、大赫、气穴、四满、中注、肓俞、商曲、石关、阴都、通谷、幽门（足少阴肾经），共14穴。

【循行】　《针灸甲乙经》："冲脉任脉者，皆起于胞中，上循脊里，为经络之海。其浮而外者，循腹上行，会于咽喉，别而络口唇。"冲脉起于胞中：一支沿腹腔前壁，挟脐上行，与足少阴经相并，散布于胸中，再向上行，经咽喉，环绕口唇；一支沿腹腔后壁，上行于脊柱内。《灵枢·逆顺肥瘦》："夫冲脉者，五脏六腑之海也，五脏六腑皆禀焉。其上者，出于颃颡，渗诸阳，灌诸精；其下者，注少阴之大络，出于气街，循阴股内廉，入腘中，伏行骭骨内，下至内踝之后属而别。其下者，并于少阴之经，渗三阴；其前者，伏行出跗属，下循跗，入大指间，渗诸络而温肌肉。"

冲脉是五脏六腑十二经脉之海，五脏六腑都禀受它的气血的濡养。其上行的一支，出于咽喉上部和后鼻道，向诸阳经渗灌精气。向下的一支，注入足少阴肾经的大络，从气冲部分出，沿大腿内侧下行，进入腘窝中，下行于小腿深部胫骨内侧，到足内踝之后的跟骨上缘而分出两支，与足少阴经并行，将精气灌注于足三阴经；向前行的分支，从内踝后的

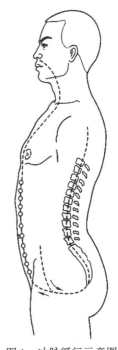

图1　冲脉循行示意图

深部跟骨上缘处分出，沿着足背进入大趾间，将精气渗注到络脉中而温养肌肉（图1）。

【主治】

（1）胃痛、泄泻、便秘、呃逆、感冒、咳嗽、心悸、不寐、郁证、眩晕、面瘫、消渴、肥胖、胃痞等内科病症。

（2）痛经、闭经、月经不调、经断前后诸证、带下、产后尿失禁等妇科病症。

（3）阳痿、遗精、早泄、癃闭等男科病症。

二、任 脉

任脉是奇经八脉之一，首载于《黄帝内经》，有"阴脉之海"之称。任，有统率之意，任脉为阴脉经气所汇聚之处，可统率一身之阴经；任，还有妊养之意，《十四经发挥》称任脉为"妇人生养之本"。本经脉腧穴有会阴、曲骨、中极、关元、石门、气海、阴交、神阙、水分、下脘、建里、中脘、上脘、巨阙、鸠尾、中庭、膻中、玉堂、紫宫、华盖、璇玑、天突、廉泉、承浆，共24穴。

【循行】 《素问·骨空论》："任脉者，起于中极之下，以上毛际，循腹里，上关元，至咽喉，上颐，循面，入目。"

任脉起于小腹内，下出于会阴部，向前上行于阴毛部，在腹内沿前正中线上行，经关元等穴至咽喉部，再上行环绕口唇，经过面部，进入目眶下，联系于目（图2）。

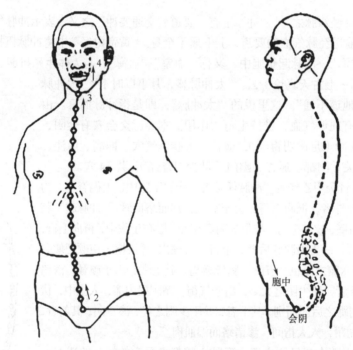

图2 任脉循行示意图

1. 起于中极之下，以上毛际；2. 循腹里，上关元；3. 至咽喉；4. 上颐循面入目

【主治】

（1）胃痛、泄泻、便秘、呃逆、感冒、咳嗽、心悸、不寐、郁证、眩晕、面瘫、消渴、肥胖、胃痞等内科病症。

（2）痛经、闭经、月经不调、经断前后诸证、带下、产后尿失禁等妇科病症。

（3）阳痿、遗精、早泄、癃闭等男科病症。

三、带　脉

带脉是奇经八脉之一，最早见于《黄帝内经》，是人体唯一横行的经脉，横于腰际，位于上下之枢纽地带，与多条经脉相联系，带之言束也，犹如束带一般，具有约束诸经、协调冲任的作用。本经脉交会穴有带脉、五枢、维道（均属足少阳胆经），共3穴。

【循行】　《难经·二十八难》："带脉者，起于季肋，回身一周。"

带脉起于季肋部的下面，斜向下行到带脉、五枢、维道穴，横行绕身一周（图3）。

【主治】

（1）胃痛、泄泻、便秘、呃逆、咳嗽、心悸、不寐、郁证、眩晕、消渴、肥胖、胃痞等内科病症。

（2）痛经、闭经、月经不调、经断前后诸证、带下、产后尿失禁、产后身痛等妇科病症。

（3）阳痿、遗精、癃闭等男科病症。

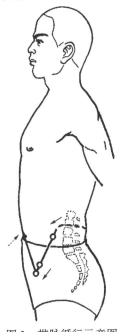

图3　带脉循行示意图

四、督　脉

督脉是奇经八脉之一，首载于《黄帝内经》，有"阳脉之海"之称，总督一身之阳气。本经脉腧穴有长强、腰俞、腰阳关、命门、悬枢、脊中、中枢、筋缩、至阳、灵台、神道、身柱、陶道、大椎、哑门、风府、脑户、强间、后顶、百会、前顶、囟会、上星、神庭、素髎、水沟、兑端、龈交，共28穴。

【循行】　《针灸甲乙经·奇经八脉第二》："《难经》曰：督脉者，起于下极之输，并于脊里，上至风府，入属于脑，上巅，循额，至鼻柱。"

督脉起于小腹内，下出于会阴部，向后、向上行于脊柱的内部，上达项后风府，进入脑内，上行巅顶，沿前额下行鼻柱（图4）。

【主治】

（1）胃痛、泄泻、便秘、感冒、心悸、眩晕、面瘫、消渴、肥胖等内科病症。

（2）痛经、闭经、月经不调、经断前后诸证、带下、产后尿失禁、产后身痛等妇科病症。

（3）阳痿、遗精、癃闭等男科病症。

五、足阳明胃经

足阳明胃经是人体十二经脉之一，起于迎香穴，从头走足，属胃络脾，与足太阴脾经相表里。本经脉腧穴有承泣、四白、巨髎、地仓、大迎、颊车、下关、头维、人迎、水突、气舍、缺盆、气户、库房、屋翳、膺窗、乳中、乳根、不容、承满、梁门、关门、太乙、滑肉门、天枢、外陵、大巨、水道、归来、气冲、髀关、伏兔、阴市、梁丘、犊鼻、足三里、上巨虚、条口、下巨虚、丰隆、解溪、冲阳、陷谷、内庭、厉兑，共45穴。胃经是人体分布最广，分支最多的经脉。

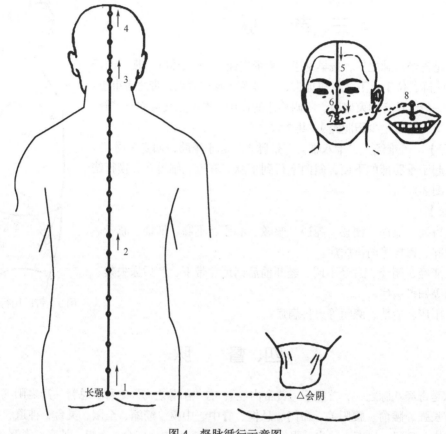

图4　督脉循行示意图

1. 起于下极之俞；2. 并于脊里；3. 上至风府，入属于脑；4. 上巅；5. 循额；6. 至鼻柱；7. 行人中沟；8. 至兑端，入龈交

【循行】　《灵枢·经脉》："胃足阳明之脉，起于鼻之交頞中，旁纳太阳之脉，下循鼻外，入上齿中，还出挟口，环唇，下交承浆，却循颐后下廉，出大迎，循颊车，上耳前，过客主人，循发际，至额颅。

其支者：从大迎前，下人迎，循喉咙，入缺盆，下膈，属胃，络脾。

其直者：从缺盆下乳内廉，下挟脐，入气街中。

其支者：起于胃口，下循腹里，下至气街中而合。以下髀关，抵伏兔，下膝髌中，下循胫外廉，下足跗，入中指内间。

其支者：下膝三寸而别，下入中指外间。

其支者：别跗上，入大指间，出其端。"

足阳明胃经起于鼻旁，上行鼻根，沿着鼻外侧（承泣）下行，入上齿，环绕口唇，交会承浆，循行过下颌、耳前，止头角；主干线从颈下胸，内行部分入缺盆，属胃络脾；外行部分循行于胸腹第2侧线，抵腹股沟处，下循下肢外侧前缘，止于第2趾外侧端；分支从膝下3寸和足背分出，分别至于中趾和足大趾（图5）。

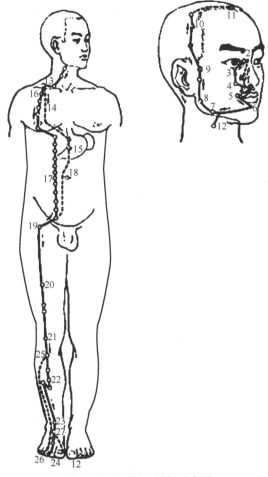

图 5　足阳明胃经循行示意图

1. 起于鼻之交頞中；2. 旁纳太阳之脉；3. 下循鼻外；4. 入上齿中；5. 还出挟口环唇；6. 下交承浆；7. 却循颐后下廉，出大迎；
8. 循颊车；9. 上耳前，过客主人；10. 循发际；11. 至额颅；12. 其支者，从大迎前，下人迎，循喉咙；13. 入缺盆；14. 下膈；
15. 属胃络脾；16. 其直者，从缺盆下乳内廉；17. 下挟脐入气街中；18. 其支者，起于胃口，下循腹里，下至气街中而合；19. 以
下至髀关；20. 抵伏兔；21. 下膝髌中；22. 下循胫外廉；23. 下足跗；24. 入中趾内间；25. 其支者，下廉三寸而别；26. 下入
中趾外间；27. 其支者，别跗上，入大趾间，出其端

【主治】

（1）胃痛、泄泻、呃逆、感冒、心悸、眩晕、郁证、眩晕、面瘫、消渴、胃癌等内科病症。

（2）月经不调、经断前后诸证、产后尿失禁等妇科病症。

（3）早泄等男科病症。

六、足太阴脾经

足太阴脾经是人体十二经脉之一，起于隐白穴，从足走腹，属脾络胃，与足阳明胃经相表里。本经脉腧穴有隐白、大都、太白、公孙、商丘、三阴交、漏谷、地机、阴陵泉、血海、箕门、冲门、府舍、腹结、大横、腹哀、食窦、天溪、胸乡、周荣、大包，共21穴。

【循行】　《灵枢·经脉》："脾足太阴之脉，起于大指之端，循指内侧白肉际，过核骨后，

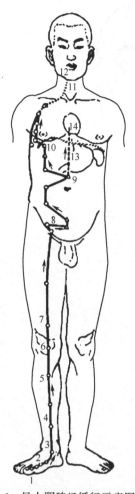

图 6　足太阴脾经循行示意图

1. 起于大趾之端，循趾内侧白肉际；2. 过核骨后；
3. 上内踝前廉；4. 上腨内；5. 循胫骨后；6. 交出
厥阴之前；7. 上膝股内前廉；8. 入腹；9. 属脾络胃；
10. 上膈；11. 挟咽；12. 连舌本散舌下；13. 其支者，
复从胃别上膈；14. 注心中

于目内眦，上额，交巅。

其支者：从巅至耳上角。

其直者：从巅入络脑，还出别下项，循肩髆内，挟脊抵腰中，入循膂，络肾，属膀胱。

其支者：从腰中，下挟脊，贯臀，入腘中。

其支者：从髆内左右别下贯胛，挟脊内，过髀枢，循髀外后廉下合腘中，以下贯腨内，出外踝之后，循京骨至小指外侧。"

足太阳膀胱经起于目内眦，循行至头顶并入络脑；分支至耳上角；主干经脉从头顶向下到枕部，循行于脊柱两侧，经过背腰臀部，入内属膀胱络肾，向下贯臀，止腘中；枕部分支向下循行于背腰部主干经线外侧，至腘窝部相合后循行于小腿后侧，经过外踝之后，前行止于小趾外侧端（图 7）。

上内踝前廉，上腨内，循胫骨后，交出厥阴之前，上膝股内前廉，入腹，属脾，络胃，上膈，挟咽，连舌本，散舌下。

其支者：复从胃，别上膈，注心中。"

足太阴脾经起于足大趾，循行于小腿内侧的中间，至内踝上 8 寸后循行于小腿内侧的前缘，经膝股部内侧前缘，入腹属脾络胃，上膈，经过咽，止于舌；分支从胃注心中；另有一条分布于胸腹部第 3 侧线，经锁骨下，止于腋下大包穴（图 6）。

【主治】

（1）便秘、不寐、郁证、消渴等内科病症。

（2）月经不调等妇科病症。

（3）阳痿等男科病症。

七、足太阳膀胱经

足太阳膀胱经是人体十二经脉之一，起于睛明穴，从头走足，属膀胱络肾，与足少阴肾经相表里。本经脉腧穴有睛明、攒竹、眉冲、曲差、五处、承光、通天、络却、玉枕、天柱、大杼、风门、肺俞、厥阴俞、心俞、督俞、膈俞、肝俞、胆俞、脾俞、胃俞、三焦俞、肾俞、气海俞、大肠俞、关元俞、小肠俞、膀胱俞、中膂俞、白环俞、上髎、次髎、中髎、下髎、会阳、承扶、殷门、浮郄、委阳、委中、附分、魄户、膏肓、神堂、谚譆、膈关、魂门、阳纲、意舍、胃仓、肓门、志室、胞肓、秩边、合阳、承筋、承山、飞扬、跗阳、昆仑、仆参、申脉、金门、京骨、束骨、足通谷、至阴，共 67 穴。

【循行】　《灵枢·经脉》："膀胱足太阳之脉，起

【主治】

（1）胃痛、泄泻、便秘、呃逆、感冒、咳嗽、心悸、不寐、郁证、眩晕、面瘫、消渴、肥胖、胃痞等内科病症。

（2）痛经、闭经、月经不调、经断前后诸证、带下、产后尿失禁、产后身痛等妇科病症。

（3）阳痿、遗精、早泄、癃闭等男科病症。

八、足少阴肾经

足少阴肾经是人体十二经脉之一，起于涌泉穴，从足走胸腹，属肾络膀胱，与足太阳膀胱经相表里。本经脉腧穴有涌泉、然谷、太溪、大钟、水泉、照海、复溜、交信、筑宾、阴谷、横骨、大赫、气穴、四满、中注、肓俞、商曲、石关、阴都、腹通谷、幽门、步廊、神封、灵墟、神藏、彧中、俞府，共27穴。

【循行】　《灵枢·经脉》："肾足少阴之脉，起于小指之下，邪走足心，出于然谷之下，循内踝之后，别入跟中，以上腨内，出腘内廉，上股内后廉，贯脊属肾，络膀胱。

其直者：从肾上贯肝、膈，入肺中，循喉咙，挟舌本。

其支者：从肺出，络心，注胸中。"

足少阴肾经起于足小趾之下，斜向足心，经舟骨粗隆下、内踝后侧，沿小腿、腘窝、大腿的内后侧上行，穿过脊柱，属于肾，络膀胱；另有分支向上行于腹部前正中线旁 0.5 寸，胸部前正中线旁 2 寸，止于锁骨下缘。肾部直行脉向上穿过肝、膈，进入肺中，再沿着喉咙上行，止于舌根两旁；肺部支脉，联络于心，流注于胸中（图8）。

【主治】

（1）眩晕、消渴等内科病症。

（2）带下、产后尿失禁、产后身痛等妇科病症。

（3）阳痿、遗精等男科病症。

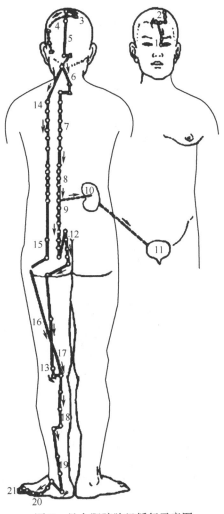

图 7　足太阳膀胱经循行示意图

1. 起于目内眦；2. 上额；3. 交巅；4. 其支者，从巅至耳上角；5. 其直者，从巅入络脑；6. 还出别下项；7. 循肩膊内，挟脊；8. 抵腰中；9. 入循膂；10. 络肾；11. 属膀胱；12. 其支者，从腰中下挟脊贯臀；13. 入腘中；14. 其支者，从膊内左右，别下贯胛，挟脊内；15. 过髀枢；16. 循髀外从后廉；17. 下合腘中；18. 以下贯踹（腨）内；19. 出外踝之后；20. 循京骨；21. 至小指外侧

九、足少阳胆经

足少阳胆经是人体十二经脉之一，起于瞳子髎穴，从头走足，属胆络肝，与足厥阴肝经相表里。本经脉腧穴有瞳子髎、听会、上关、颔厌、悬颅、悬厘、曲鬓、率谷、天冲、浮白、头窍阴、完骨、本神、阳白、头临泣、目窗、正营、承灵、脑空、风池、肩井、渊腋、辄筋、日

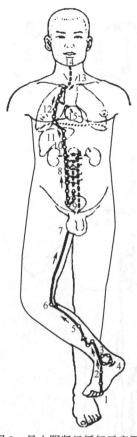

图 8　足少阴肾经循行示意图

1. 起于小趾之下，邪走足心；2. 出于然谷之下；3. 循内踝之后；4. 别入跟中；5. 以上踹（应为腨）内；6. 出腘内廉；7. 上股内后廉；8. 贯脊属肾；9. 络膀胱；10. 其直者，从肾；11. 上贯肝膈；12. 入肺中；13. 循喉咙；14. 挟舌本；15. 其支者，从肺出络心，注胸中

月、京门、带脉、五枢、维道、居髎、环跳、风市、中渎、膝阳关、阳陵泉、阳交、外丘、光明、阳辅、悬钟、丘墟、足临泣、地五会、侠溪、足窍阴，共 44 穴。

【循行】　《灵枢·经脉》："胆足少阳之脉，起于目锐眦，上抵头角，下耳后，循颈，行手少阳之前，至肩上，却交出手少阳之后，入缺盆。

其支者：从耳后入耳中，出走耳前，至目锐眦后。

其支者：别锐眦，下大迎，合于手少阳，抵于䪼，下加颊车，下颈，合缺盆，以下胸中，贯膈，络肝，属胆，循胁里，出气街，绕毛际，横入髀厌中。

其直者：从缺盆下腋，循胸，过季胁，下合髀厌中。以下循髀阳，出膝外廉，下外辅骨之前，直下抵绝骨之端，下出外踝之前，循足跗上，入小指次指之间。

其支者：别跗上，入大指之间，循大指歧骨内，出其端，还贯爪甲，出三毛。"

足少阳胆经起于目外眦，向上到达额角，向后行至耳后（风池），经颅、肩部后下入缺盆。耳部支脉从耳后入耳中，经过耳前到达目外眦后方；外眦部支脉，从外眦部下行至大迎，再向上到颧骨部，下行经颊车、经颈部向下与前脉合于缺盆；从缺盆部发出内行支进入胸中，通过横膈，联系肝胆，经胁肋内，下达腹股沟动脉部，再经过外阴毛际，横行入髀关节部（环跳）；从缺盆部发出的外行支，下经腋、侧胸、季肋部与前脉会合于髀关节部，再向下沿着大腿外侧下行到外踝前至足背，止于第 4 趾外侧；足背分支止于足大趾（图 9）。

【主治】
胃痛、咳嗽、心悸、不寐、眩晕等内科病症。

十、足厥阴肝经

足厥阴肝经是人体十二经脉之一，起于大敦穴，从足走胸腹，属肝络胆，与足少阳胆经相表里。本经脉腧穴有大敦、行间、太冲、中封、蠡沟、中都、膝关、曲泉、阴包、足五里、阴廉、急脉、章门、期门，共 14 穴。

【循行】　《灵枢·经脉》："肝足厥阴之脉，起于大指丛毛之际，上循足跗上廉，去内踝一寸，上踝八寸，交出太阴之后，上腘内廉、循股阴，入毛中，过阴器，抵小腹，挟胃，属肝，络胆，上贯膈，布胁肋，循喉咙之后，上入颃颡，连目系，上出额，与督脉会于巅。

其支者：从目系下颊里，环唇内。

其支者：复从肝别，贯膈，上注肺。"

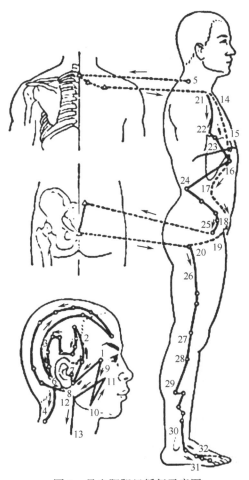

图 9　足少阳胆经循行示意图

1. 起于目锐眦；2. 上抵头角；3. 下耳后；4. 循颈，行手少阳之前，至肩上却交出手少阳之后；5. 入缺盆；6. 其支者，从耳后入耳中；7. 出走耳前；8. 至目锐眦后；9. 其支者，别锐眦；10. 下大迎；11. 合于手少阳，抵于䫤；12. 下加颊车；13. 下颈，合缺盆；14. 以下胸中贯膈；15. 络肝；16. 属胆；17. 循胁里；18. 出气街；19. 绕毛际；20. 横入髀厌中；21. 其直者，从缺盆；22. 下腋；23. 循胸；24. 过季胁；25. 下合髀厌中；26. 以下循髀阳；27. 出膝外廉；28. 下外辅骨之前；29. 直下抵绝骨之端；30. 下出外踝之前，循足跗上；31. 入小趾次指之间；32. 其支者，别跗上，入大指之间，循大指歧骨内，出其端，还贯爪甲，出三毛

　　足厥阴肝经起于足大趾外侧，经足背、内踝前（在内踝上 8 寸处与足太阴相交而循行于其后侧）上行于大腿内侧，联系阴部，入体腔，联系于胃、肝、胆、膈、胁肋，经咽喉上联目系，上行出于额部，与督脉交会于巅顶部。目系支脉下经颊里，环绕唇内。肝部支脉上膈，注于肺中（图 10）。

【主治】

（1）泄泻、便秘、呃逆、不寐、郁证、眩晕等内科病症。

（2）痛经、月经不调、经断前后诸证、产后身痛等妇科病症。

（3）阳痿、癃闭等男科病症。

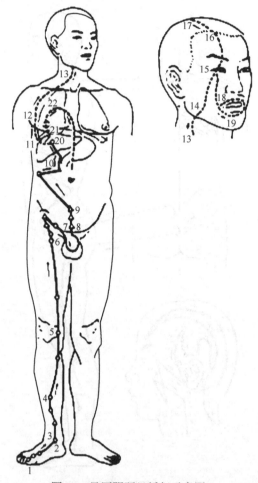

图 10　足厥阴肝经循行示意图

1. 起于大趾丛毛之际；2. 上循足跗上廉；3. 去内踝一寸；4. 上踝八寸，交出太阴之后；5. 上腘内廉；6. 循股阴；7. 入毛中；8. 过阴器；9. 抵小腹；10. 挟胃，属肝，络胆；11. 上贯膈；12. 布胁肋；13. 循喉咙之后；14. 上入颃颡；15. 连目系；16. 上出额；17. 与督脉会于巅；18. 其支者，从目系下颊里；19. 环唇内；20. 其支者，复从肝；21. 别贯膈；22. 上注肺

第二节　脏腑推拿治疗常用胸腹部腧穴

一、中极（Zhōngjí，CV3）任脉经穴，膀胱募穴，任脉与足三阴经交会穴

【定位】　在下腹部，脐中下 4 寸，前正中线上（图 11）。

【解剖】　皮肤→皮下组织→腹白线→腹横筋膜→腹膜外脂肪→壁腹膜。浅层主要分布有髂腹下神经的前皮支和腹壁浅动、静脉的分支或属支；深层有髂腹下神经的分支。

【功效】　调和气血，通利膀胱。

【主治】

（1）便秘、呃逆、胃痞、郁证、眩晕、肥胖等内科病症。

（2）月经不调、痛经、闭经、带下、经断前后诸证、产后尿失禁、产后身痛等妇科病症。

（3）遗精、阳痿、早泄、癃闭等男科病症。

【操作】　多用捺法、振法，孕妇慎用。

二、关元（Guānyuán，CV4）任脉经穴，小肠募穴，任脉与足三阴经交会穴

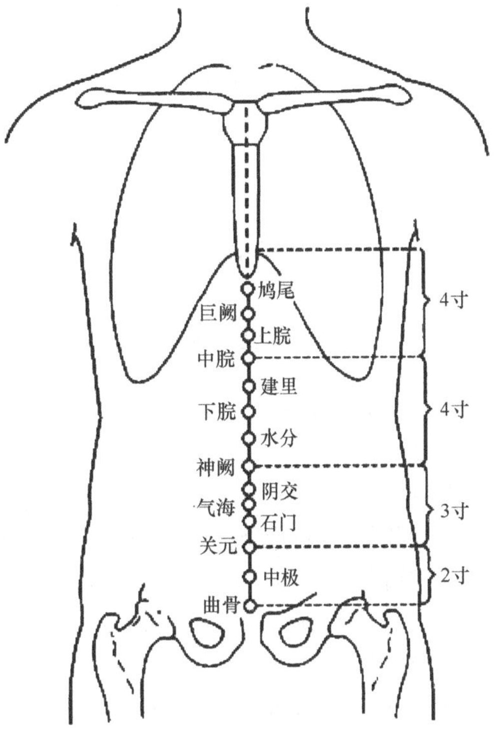

【定位】　在下腹部，脐中下 3 寸，前正中线上（图 11）。

【解剖】　皮肤→皮下组织→腹白线→腹横筋膜→腹壁外脂肪→壁腹膜。浅层主要有第 12 胸神经前支的前皮支和腹壁浅动、静脉的分支或属支；深层主要有第 12 胸神经前支的分支。

【功效】　培元固本，温阳散寒，补气养血，调理冲任。

【主治】

（1）胃痛、泄泻、便秘、呃逆、感冒、心悸、不寐、眩晕、消渴、肥胖等内科病症。

（2）痛经、闭经、月经不调、经断前后诸证、带下、产后身痛等妇科病症。

（3）阳痿、遗精、早泄、癃闭等男科病症。

【操作】　多用层按法、振法、掌分法、通腑法、旋揉法，孕妇慎用。

图 11　中极、关元、石门、气海、神阙、水分、下脘、建里、中脘、上脘、巨阙、鸠尾

三、石门（Shímén，CV5）任脉经穴，三焦募穴

【定位】　在下腹部，脐中下 2 寸，前正中线上（图 11）。

【解剖】　皮肤→皮下组织→腹白线→腹横筋膜→腹壁外脂肪→壁腹膜。浅层主要分布有第 11 胸神经前支的前皮支和腹壁浅静脉的属支；深层主要有第 11 胸神经前支的分支。

【功效】　化气行水，调经止痛。

【主治】

（1）肥胖等内科病症。

（2）经断前后诸证等妇科病症。

【操作】　多用捺法，孕妇慎用。

四、气海（Qìhǎi，CV6）任脉经穴，肓之原穴

【定位】　在下腹部，脐中下 1.5 寸，前正中线上（图 11）。

【解剖】　皮肤→皮下组织→腹白线→腹横筋膜→腹壁外脂肪→壁腹膜。浅层主要分布有第 11 胸神经前支的前皮支和脐周静脉网；深层主要有第 11 胸神经前支的分支。

【功效】 培补元气，益肾固精，回阳益寿，调畅气机。

【主治】

（1）胃痛、泄泻、便秘、呃逆、感冒、咳嗽、心悸、不寐、郁证、眩晕、面瘫、消渴、肥胖、胃痞等内科病症。

（2）痛经、闭经、月经不调、经断前后诸证、带下、产后尿失禁、产后身痛等妇科病症。

（3）阳痿、遗精、早泄、癃闭等男科病症。

【操作】 多用提拿法、迭揉法、捺法、掌分法、层按法、振法，孕妇慎用。

五、神阙（Shénquè，CV8）任脉经穴

【定位】 在脐区，脐中央（图11）。

【解剖】 皮肤→结缔组织→壁腹膜。浅层主要分布有第10胸神经前支的前皮支和腹壁脐周静脉网；深层有第10胸神经前支的分支。

【功效】 回阳固脱，化气行水，调补冲任。

【主治】

（1）胃痛、泄泻、便秘、呃逆、咳嗽、心悸、不寐、郁证、眩晕、面瘫、消渴、肥胖、胃痞等内科病症。

（2）痛经、闭经、月经不调、经断前后诸证、带下、产后尿失禁、产后身痛等妇科病症。

（3）阳痿、遗精、早泄、癃闭等男科病症。

【操作】 多用旋揉法、掌运法、迭揉法、掌合法、团摩法、振法。

六、水分（Shuǐfēn，CV9）任脉经穴

【定位】 脐中上1寸，前正中线上（图11）。

【解剖】 皮肤→皮下组织→腹白线→腹横筋膜→腹壁外脂肪→壁腹膜。浅层主要分布有第9胸神经前支的前皮支和腹壁浅静脉的属支；深层有第9胸神经前支的分支。

【功效】 行气利水，调补冲任。

【主治】

（1）泄泻、便秘、咳嗽、郁证、眩晕、肥胖、胃痞等内科病症。

（2）闭经、经断前后诸证、带下等妇科病症。

（3）癃闭等男科病症。

【操作】 多用捺法。

七、下脘（Xiàwǎn，CV10）任脉经穴，任脉与足太阴经交会穴

【定位】 在上腹部，脐中上2寸，前正中线上（图11）。

【解剖】 皮肤→皮下组织→腹白线→腹横筋膜→腹壁外脂肪→壁腹膜。浅层主要分布有第9胸神经前支的前皮支和腹壁浅静脉的属支；深层有第9胸神经前支的分支。

【功效】 健运脾胃，温补肾阳，通利水湿，润养胞宫。

【主治】

（1）便秘、呃逆、郁证、消渴等内科病症。

（2）痛经、带下、产后尿失禁等妇科病症。

（3）阳痿、遗精、癃闭等男科病症。

【操作】　多用层按法、捺法、一指禅推法、振法。

八、建里（Jiànlǐ，CV11）任脉经穴

【定位】　在上腹部，脐中上3寸，前正中线上（图11）。

【解剖】　皮肤→皮下组织→腹白线→腹横筋膜→腹壁外脂肪→壁腹膜。浅层主要分布有第8胸神经前支的前皮支及腹壁浅静脉的属支；深层有第8胸神经前支的分支。

【功效】　健脾和胃，理气宽中。

【主治】

（1）胃痛、泄泻、便秘、呃逆、感冒、咳嗽、不寐、郁证、眩晕、面瘫、消渴、肥胖、胃痞等内科病症。

（2）痛经、闭经、月经不调、经断前后诸证、带下、产后尿失禁、产后身痛等妇科病症。

（3）阳痿、遗精、早泄、癃闭等男科病症。

【操作】　多用捺法、提拿法、掌运法。

九、中脘（Zhōngwǎn，CV12）任脉经穴，胃之募穴，八会穴之腑会，任脉、手太阳经、手少阳经、足阳明经交会穴

【定位】　在上腹部，脐中上4寸，前正中线上（图11）。

【解剖】　皮肤→皮下组织→腹白线→腹横筋膜→腹壁外脂肪→壁腹膜。浅层主要分布有第8胸神经前支的前皮支和腹壁浅静脉的属支；深层有第8胸神经前支的分支。

【功效】　健胃消食，调和肝脾，健脾益气。

【主治】

（1）胃痛、泄泻、呃逆、咳嗽、心悸、不寐、郁证、眩晕、消渴、肥胖、胃痞等内科病症。

（2）痛经、闭经、月经不调、经断前后诸证、带下、产后尿失禁、产后身痛等妇科病症。

（3）遗精、早泄、癃闭等男科病症。

【操作】　多用层按法、掌分法、通脐法、捺法、振法。

十、上脘（Shàngwǎn，CV13）任脉经穴，任脉、足阳明经、手太阳经交会穴

【定位】　在上腹部，脐中上5寸，前正中线上（图11）。

【解剖】　皮肤→皮下组织→腹白线→腹横筋膜→腹壁外脂肪→壁腹膜。浅层主要分布有第7胸神经前支的前皮支和腹壁浅静脉的属支；深层主要有第7胸神经前支的分支。

【功效】　清利头目，补肺纳气，健脾和胃，疏泄肝气。

【主治】

（1）便秘、呃逆、感冒、咳嗽、心悸、不寐、郁证、面瘫、消渴、胃痞等内科病症。

（2）产后尿失禁等妇科病症。

（3）阳痿、癃闭等男科病症。

【操作】 多用层按法、捺法、振法。

十一、巨阙（Jùquè，CV14）任脉经穴，心之募穴

【定位】 在上腹部，脐中上6寸，前正中线上（图11）。

【解剖】 皮肤→皮下组织→腹白线→腹横筋膜→腹膜外脂肪→壁腹膜。浅层主要分布有第7胸神经前支的前皮支和腹壁浅静脉；深层主要有第7胸神经前支的分支。

【功效】 宣上畅中。

【主治】

（1）胃痛、泄泻、便秘、呃逆、感冒、咳嗽、心悸、不寐、郁证、眩晕、面瘫、消渴、肥胖、胃痞等内科病症。

（2）痛经、闭经、月经不调、经断前后诸证、带下、产后尿失禁、产后身痛等妇科病症。

（3）阳痿、遗精、早泄、癃闭等男科病症。

【操作】 多用迎法、擦法、一指禅推法。

十二、鸠尾（Jiūwěi，CV15）任脉经穴，络穴，膏之原穴

【定位】 胸剑结合部下1寸，前正中线上（图11）。

【解剖】 皮肤→皮下组织→腹白线→腹横筋膜→腹膜外脂肪→壁腹膜。浅层主要分布有第7胸神经前支的前皮支；深层主要有第7胸神经前支的分支。

【功效】 和中降逆，清热化痰。

【主治】

（1）呃逆、郁证等内科病症。

（2）早泄等男科病症。

【操作】 多用捺法。

十三、膻中（Dànzhōng，CV17）任脉经穴，心包募穴，八会穴之气会，任脉、足太阴经、足少阴经、手太阳经、手少阳经交会穴

【定位】 在胸部，前正中线上，平第4肋间，两乳头连线的中点（图12）。

【解剖】 皮肤→皮下组织→胸骨体。主要分布有第4肋间神经前皮支和胸廓内动、静脉的穿支。

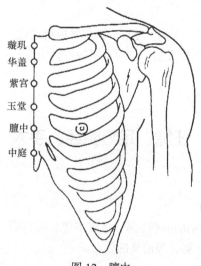

璇玑
华盖
紫宫
玉堂
膻中
中庭

图12 膻中

【功效】 宽胸理气，活血通络，清肺止咳。

【主治】

（1）便秘、呃逆、感冒、咳嗽、心悸、不寐、郁证、面瘫、消渴、肥胖、胃痛等内科病症。

（2）经断前后诸证、产后尿失禁、产后身痛等妇科病症。

（3）遗精、早泄、癃闭等男科病症。

【操作】 多用捺法、一指禅推法、振法、指揉法。

十四、天突（Tiāntū，CV22）任脉经穴

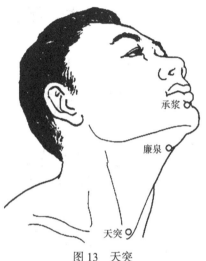

【定位】 在颈前区，胸骨上窝中央，前正中线上（图13）。

【解剖】 皮肤→皮下组织→左、右胸锁乳突肌腱（两胸骨头）之间→胸骨柄颈静脉切迹上方→左、右胸骨甲状肌→气管前间隙。浅层分布有锁骨上内侧神经，皮下组织内有颈阔肌和颈静脉弓；深层有头臂干、左颈总动脉、主动脉弓和头臂静脉等重要结构。

【功效】 宽胸理气，化痰止咳。

【主治】

（1）呃逆、感冒、咳嗽、郁证、胃痛等内科病症。

（2）经断前后诸证等妇科病症。

【操作】 多用擦法、捺法、一指禅推法。

图13 天突

十五、中府（Zhōngfǔ，LU1）肺经经穴，肺之募穴，手、足太阴经交会穴

【定位】 在胸前臂的外上方，云门下1寸，平第1肋间隙，距前正中线6寸（图14）。

【解剖】 皮肤→皮下组织→胸大肌→胸小肌→胸腔。浅层分布有锁骨上中间神经、第1肋间神经外侧皮支、头静脉等；深层有胸肩峰动静脉和胸内外侧神经。

【功效】 止咳平喘，清泻肺热，健脾益气，利水化湿。

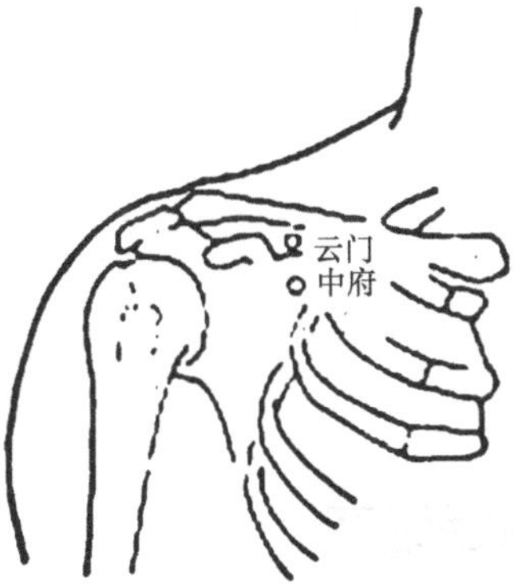

【主治】

（1）便秘、呃逆、感冒、咳嗽、郁证、面瘫、消渴、肥胖、胃痛等内科病症。

（2）产后尿失禁、产后身痛等妇科病症。

（3）癃闭等男科病症。

【操作】 多用捺法。

十六、云门（Yúnmén，LU2）肺经经穴

【定位】 锁骨下窝凹陷中，肩胛骨喙突内缘，前正中线旁开6寸（图14）。

图14 中府、云门

【解剖】　皮肤→皮下组织→三角肌→锁胸筋膜→喙锁韧带。浅层分布有锁骨上中间神经、头静脉；深层有胸肩峰动静脉支和胸内外侧神经的分支。

【功效】　止咳平喘，清泻肺热，健脾补气，和胃利水。

【主治】

（1）便秘、呃逆、感冒、消渴等内科病症。

（2）产后尿失禁、产后身痛等妇科病症。

（3）癃闭等男科病症。

【操作】　多用捺法。

十七、不容（Bùróng，ST19）胃经经穴

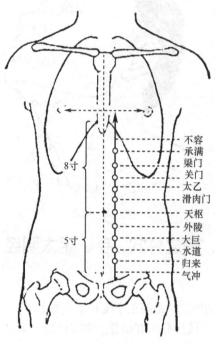

图15　不容、承满、梁门、太乙、天枢、
水道、归来、气冲

【定位】　在上腹部，脐中上6寸，前正中线旁开2寸（图15）。

【解剖】　皮肤→皮下组织→腹直肌鞘前壁→腹直肌。浅层分布有第6、7、8胸神经前支的外侧皮支和前皮支及腹壁浅静脉；深层有腹壁上动、静脉的分支或属支，第6、7胸神经前支的肌支。

【功效】　调中和胃，理气止痛，降逆止呕。

【主治】

（1）胃痞、不寐等内科病症。

（2）早泄等男科病症。

【操作】　多用一指禅推法。

十八、承满（Chéngmǎn，ST20）胃经经穴

【定位】　在上腹部，脐中上5寸，前正中线旁开2寸（图15）。

【解剖】　皮肤→皮下组织→腹直肌鞘前壁→腹直肌。浅层有第6、7、8胸神经前支的外侧皮支和前皮支及腹壁浅静脉分布；深层有第6、7、8胸神经前支的肌支和腹壁上动静脉的副支或属支分布。

【功效】　理气和胃，降逆止呕，和胃化滞。

【主治】

（1）胃痛、泄泻、胃痞、不寐等内科病症。

（2）经断前后诸证、产后身痛等妇科病症。

（3）早泄等男科病症。

【操作】　多用捺法、一指禅推法。

十九、梁门（Liángmén，ST21）胃经经穴

【定位】　在上腹部，脐中上4寸，前正中线旁开2寸（图15）。

【解剖】 皮肤→皮下组织→腹直肌鞘前壁→腹直肌。浅层有第 7、8、9 胸神经前支的外侧皮支和前皮支及腹壁浅静脉分布；深层有第 7、8、9 胸神经前支的肌支和腹壁上动静脉的分支或属支分布。

【功效】 理气和胃，降逆止呕，和胃化滞。

【主治】

（1）胃痛、泄泻、便秘、呃逆、咳嗽、郁证、眩晕、肥胖、胃痞等内科病症。

（2）痛经、闭经、经断前后诸症、带下等妇科病症。

（3）癃闭等男科病症。

【操作】 多用捺法、迎法、一指禅推法。

二十、太乙（Tàiyǐ，ST23）胃经经穴

【定位】 在上腹部，脐中上 2 寸，距前正中线 2 寸（图 15）。

【解剖】 皮肤→皮下组织→腹直肌鞘前壁→腹直肌。浅层有第 8、9、10 胸神经前支的外侧皮支和前皮支及腹壁浅静脉分布；深层有第 8、9、10 胸神经前支的肌支和腹壁上动静脉的分支或属支分布。

【功效】 消食导滞，涤痰开窍，镇静安神。

【主治】

（1）胃痛、泄泻、便秘、呃逆、咳嗽、郁证、眩晕、肥胖、胃痞等内科病症。

（2）闭经、经断前后诸症、带下等妇科病症。

（3）癃闭等男科病症。

【操作】 多用捺法、一指禅推法。

二十一、天枢（Tiānshū，ST25）胃经经穴，大肠募穴

【定位】 在腹部，横平脐中，前正中线旁开 2 寸（图 15）。

【解剖】 皮肤→皮下组织→腹直肌鞘前壁→腹直肌。浅层分布有第 9、10、11 胸神经前支的外侧皮支和前皮支、脐周静脉网；深层有腹壁上、下动、静脉的吻合支，第 9、10、11 胸神经的肌支。

【功效】 健脾和胃，疏调脏腑，理气化滞，调经和营。

【主治】

（1）胃痛、泄泻、便秘、不寐、郁证、眩晕、消渴、肥胖、胃痞等内科病症。

（2）痛经、经断前后诸症、带下、产后身痛等妇科病症。

【操作】 多用捺法、振法、一指禅推法。

二十二、水道（Shuǐdào，ST28）胃经经穴

【定位】 在下腹部，脐中下 3 寸，前正中线旁开 2 寸（图 15）。

【解剖】 皮肤→皮下组织→腹直肌鞘前壁外侧缘→腹直肌外侧缘。浅层分布有第 11、12 胸神经前支和第 1 腰神经前支的前皮支及外侧皮支，腹壁浅动、静脉；深层有第 11、12 胸神经

前支的肌支。

【功效】 清利湿热，疏利膀胱。

【主治】

（1）肥胖等内科病症。

（2）癃闭等男科病症。

【操作】 多用捺法。

二十三、归来（Guīlái，ST29）胃经经穴

【定位】 在下腹部，脐中下 4 寸，前正中线旁开 2 寸（图 15）。

【解剖】 皮肤→皮下组织→腹直肌鞘前壁外侧缘→腹直肌外侧缘。浅层分布有第 11、12 胸神经前支和第 1 腰神经前支的前皮支及外侧皮支，腹壁浅动、静脉的分支或属支；深层有第 11、12 胸神经前支的肌支和腹壁下动静脉的分支或属支。

【功效】 活血化瘀，调经止痛，温补下焦。

【主治】

（1）肥胖等内科病症。

（2）月经不调、经断前后诸症、带下等妇科病症。

（3）阳痿、早泄、癃闭等男科病症。

【操作】 多用捺法、振法。

二十四、气冲（Qìchōng，ST30）胃经经穴，足阳明经与冲脉交会穴

【定位】 在腹股沟区，耻骨联合上缘，前正中线旁开 2 寸，动脉搏动处（图 15）。

【解剖】 皮肤→皮下组织→腹外斜肌腱膜→腹内斜肌→腹横肌。浅层分布有腹壁浅动、静脉，第 12 胸神经前支和第 1 腰神经前支的外侧皮支及前皮支；深层下外侧在腹股沟管内有精索（或子宫圆韧带）、髂腹股沟神经和股神经生殖支。

【功效】 调和营血，调理冲任，濡润宗筋。

【主治】

（1）心悸、不寐、郁证、眩晕、面瘫、消渴等内科病症。

（2）痛经、闭经、月经不调、经断前后诸症、产后身痛等妇科病症。

（3）阳痿、遗精、早泄等男科病症。

【操作】 多用指按法。

二十五、大横（Dàhéng，SP15）脾经经穴，足太阴经与阴维脉交会穴

【定位】 仰卧位，在腹中部，脐中旁开 4 寸（图 16）。

【解剖】 皮肤→皮下组织→腹外斜肌→腹内斜肌→腹横肌。浅层分布有第 9、10、11 胸神经前支的外侧皮支和胸腹壁静脉的属支；深层有第 9、10、11 胸神经前支的肌支及伴行

的动静脉。

【功效】　运脾除湿，通调肠胃。

【主治】　便秘等内科病症。

【操作】　多用捺法。

二十六、石关（Shíguān，KI18）肾经经穴，冲脉与足少阴经的交会穴

【定位】　在上腹部，脐中上 3 寸，前正中线旁开 0.5 寸（图 17）。

【解剖】　皮肤→皮下组织→腹直肌鞘前壁→腹直肌。浅层分布有腹壁浅静脉，第 8、9、10 胸神经前支的前皮支及伴行的动静脉；深层有腹壁上动、静脉的分支或属支，第 8、9、10 胸神经前支的肌支及相应的肋间动静脉。

【功效】　攻坚消满，调理气血。

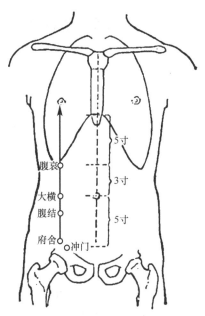

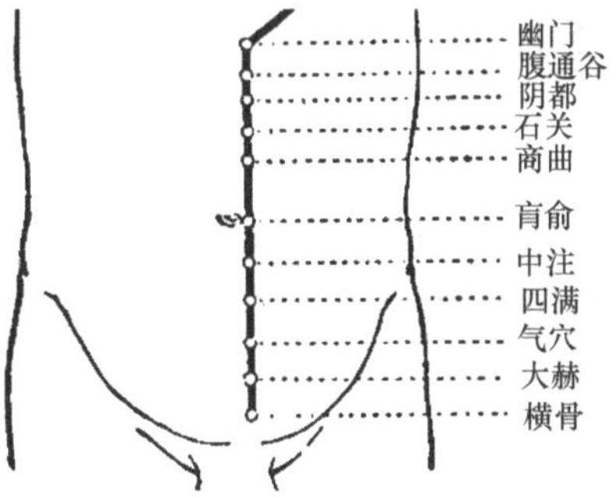

图 16　大横

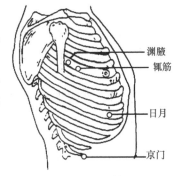

图 17　石关

【主治】

（1）便秘、呃逆、咳嗽、郁证、眩晕、肥胖、胃痉等内科病症。

（2）痛经、闭经、月经不调、经断前后诸证、带下等妇科病症。

（3）癃闭等男科病症。

【操作】　多用迎法、捺法。

二十七、日月（Rìyuè，GB24）胆经经穴，胆之募穴，足少阳经与足太阴经交会穴

【定位】　在上腹部，乳头直下，第 7 肋间隙，前正中线旁开 4 寸（图 18）。

【解剖】　皮肤→皮下组织→腹外斜肌→肋间外肌。浅层分布有第 6、7、8 肋间神经的外侧皮支和伴行的动静脉；深层有第 7 肋间神经和第 7 肋间后动、静脉。

【功效】　疏肝利胆，化湿和中，降逆和胃。

【主治】　心悸、不寐等内科病症。

【操作】　多用指揉法。

图 18　日月

二十八、带脉（Dàimài，GB26）胆经经穴，足少阳经与带脉交会穴

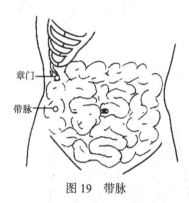

图 19　带脉

【定位】　在侧腹部，第 11 肋骨游离端垂线与脐水平线的交点上（图 19）。

【解剖】　皮肤→皮下组织→腹外斜肌→腹内斜肌→腹横肌。浅层分布有第 9、10、11 胸神经前支的外侧皮支和伴行的动、静脉；深层有第 9、10、11 胸神经前支的肌支和相应的动、静脉。

【功效】　调和气血，解痉止痛。

【主治】

（1）胃痛、泄泻、便秘、呃逆、咳嗽、心悸、不寐、郁证、眩晕、肥胖、胃痉等内科病症。

（2）痛经、闭经、月经不调、经断前后诸证、带下、产后尿失禁、产后身痛等妇科病症。

（3）阳痿、遗精、癃闭等男科病症。

【操作】　多用捏提法、掌运法、拨按法。

二十九、章门（Zhāngmén，LR13）肝经经穴，脏会，脾之募穴，足厥阴经与足少阳经交会穴

【定位】　在侧腹部，当第 11 肋游离端的下方（图 20）。

【解剖】　皮肤→皮下组织→腹外斜肌→腹内斜肌→腹横肌。浅层分布有第 10 及第 11 胸神经前支的外侧皮支、胸腹壁浅静脉的属支；深层有第 10 及第 11 胸神经和肋间后动、静脉的分支或属支。

【功效】　疏肝健脾，理气散结，清利湿热。

【主治】

（1）胃痛、泄泻、便秘、咳嗽、不寐、郁证、眩晕、胃痉等内科病症。

（2）痛经、闭经、月经不调、经断前后诸证、产后身痛等妇科病症。

（3）阳痿、癃闭等男科病症。

【操作】　多用捺法。

三十、期门（Qīmén，LR14）肝经经穴，肝之募穴，足厥阴经、足太阴经与阴维脉交会穴

【定位】　在胸部，乳头直下，第 6 肋间隙，前正中线旁开 4 寸（图 20）。

【解剖】　皮肤→皮下组织→胸大肌下缘→腹外斜肌→肋间外肌→肋间内肌。浅层分布有第 6 肋间神经的外侧皮支、胸腹壁静脉的属支；深层有第 6 肋间神经和第 6 肋间后动、静脉的分支或属支。

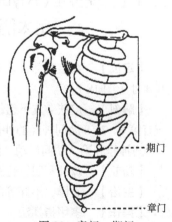

期门

章门

图 20　章门、期门

【功效】 健脾疏肝，理气活血。

【主治】

（1）胃痛、泄泻、便秘、咳嗽、不寐、郁证、眩晕、胃痞等内科病症。

（2）痛经、闭经、月经不调、经断前后诸证、产后身痛等妇科病症。

（3）阳痿、癃闭等男科病症。

【操作】 多用捺法。

三十一、阑门（Lánmén）奇穴

【定位】 脐中上 1.5 寸。

【解剖】 皮肤→皮下组织→腹白线→腹横筋膜→腹壁外脂肪→壁腹膜。浅层主要分布有第9 胸神经前支的前皮支和腹壁浅静脉的属支。深层有第 9 胸神经前支的分支。

【功效】 调畅中焦。

【主治】

（1）胃痛、泄泻、便秘、呃逆、感冒、咳嗽、心悸、不寐、郁证、眩晕、面瘫、消渴、肥胖、胃痞等内科病症。

（2）痛经、闭经、月经不调、经断前后诸证、带下、产后尿失禁、产后身痛等妇科病症。

（3）阳痿、癃闭等男科病症。

【操作】 多用捺法。

三十二、子宫（Zǐgōng，EX-CA1）奇穴

【定位】 脐中下 4 寸，前正中线旁开 3 寸（图 21）。

【解剖】 皮肤→皮下组织→腹外斜肌腱膜→腹内斜肌→腹横肌→腹横筋膜。浅层主要分布有髂腹下神经的外侧皮支和腹壁浅静脉；深层主要有髂腹下神经的分支和腹壁下动、静脉的分支或属支。

【功效】 调补冲任。

【主治】 经断前后诸证等妇科病症。

【操作】 多用捺法。

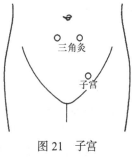

图 21 子宫

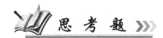

1. 脏腑推拿治疗中常用哪些经脉？

2. 请列举 20 个脏腑推拿治疗常用腧穴，并阐述其定位与功效。

3. 气冲穴在脏腑推拿治疗中有哪些功效，常用于哪些疾病的治疗？

4. 结合本章所学，请简述脏腑推拿治疗常用穴与针灸治疗用穴的异同。

第三章

脏腑推拿治疗基本常识

学习目的

通过本章学习，熟悉脏腑推拿治疗禁忌证及脏腑推拿相关的功法锻炼；掌握脏腑推拿治疗施术要求。

第一节　脏腑推拿治疗禁忌证

脏腑推拿作为一种临床中医外治的方法，治疗范围广泛。相比其他中医疗法，具有副作用小，没有药物导致的肠胃负担，不需要借助其他治疗器具等优点，因此临床上受术者的依从性很高。但是作为一种与受术者身体直接接触的治疗方法，有一些特殊情况，如在受术者的特殊时期，同样不适合进行相关操作。否则不但收效甚微，甚至会延误或加重病情。所以，掌握它的禁忌证十分重要。

一、脏腑推拿的禁用事项

腹部肿瘤患者，脏腑推拿有引起肿瘤破裂、扩散的风险，且腹主动脉瘤患者也会因手法过重而造成瘤体破裂而大出血，因此禁止应用推拿。恶性肿瘤骨转移、骨关节结核、骨髓炎等患者禁用。这类患者的骨质往往因为原发疾病而受到不同程度的损害，骨骼比较脆弱，因此一般人能耐受的推拿力度，对上述患者来说，就有很大概率导致医源性骨折，造成不必要的损伤，从而加重患者的痛苦。

某些严重疾病，如心脏病、肝病、脓毒血症等，病情极不稳定，一旦延误往往预后不佳，因此禁止应用推拿。例如，心房纤颤控制不当的患者，平时发病为不定次，如有外界压力的按压刺激，会间接影响迷走神经，导致房室传导信号的紊乱，进而造成心力衰竭，会有生命危险。

各种急性传染病，如肝炎、肺结核、肺炎等禁止应用推拿。急性期的传染病及其他严重性的疾病，应该尽快对症治疗，以免延误病情，慢性期、缓解期可予脏腑推拿进行辅助治疗，但应注意防护，避免感染。同时，各种感染性疾病，如骨髓炎、化脓性关节炎、脑脓肿等禁止应用推拿，这类疾病存在感染，应采取控制感染的治法。

脏腑推拿会对内脏造成一定程度的压力，若有内脏挫裂伤，则易加重损伤。某些急性损伤，如脑或中枢神经的急性损伤、内脏的挫裂伤、截瘫初期亦需禁止应用推拿。而在外部运动系统损伤的急性期，推拿按摩会加重局部组织的出血和水肿，首先需局部冷敷，待肿胀消退后再进行推拿按摩。开放性皮肤损伤、烧伤烫伤及溃疡性皮炎的局部等禁止应用推拿，以免发生感染，加重感染灶向深部肌间囊性组织的蔓延，进而造成局部组织坏死。

急腹症，如急性腹膜炎，急性胰腺炎，胃、十二指肠穿孔等禁止应用推拿，脏腑推拿局部施压会加重局部炎性渗出，造成大小网膜系统与腔内组织粘连，会加重病情，造成感染和剧痛，甚至脓毒血症，此时应首先考虑急诊手术剖腹探查。有出血性疾病的患者，如外伤出血、便血、尿血，以及动静脉炎症、栓塞等禁止应用推拿，脏腑推拿会增加大血管主干压力，改变血流动力，可使淤积的栓子脱落，导致脏器的栓塞，严重者有生命危险。外伤出血应当及时止血，待血止后，再酌情观察局部组织变化而选择下一步治疗方案。

妊娠受术者的腹部及腰骶部禁止治疗，因孕妇的腹部和腰骶部属于"敏感区"，胎元未固，不可推拿穴位以动气，因此不可冒险治疗，以防流产。

二、脏腑推拿的慎用事项

有较严重的心、肝、脾、肺、肾器质性病变的患者，病情控制不稳定时应慎用。如需治疗，脏腑推拿治疗前应及时对患者进行理化检查，评估是否可以进行手法治疗，如若确定治疗，需于每次治疗时随时关注患者生命体征，有异常情况应立刻停止治疗，同时手法宜轻柔和缓，忌粗暴蛮力。

有出血倾向和血液病的患者，应于脏腑推拿之前检测其凝血情况，同时脏器的彩色多普勒也需提前检查。因为脏腑推拿为外界力施于人体组织结构，会对循环系统有一定刺激，未经前期准备的推拿可能会增加出血风险，应慎用或禁用，必要时应时刻结合相关化验检查确保治疗安全。

施术部位有较严重的皮肤损伤或合并感染者应慎用或禁用，以免造成感染的加重和扩散，进而造成局部感染性坏死。

女性患者月经期间慎用手法，经期女子已经处于盆腔充血的状态，脏腑推拿治疗影响人体气血运行，应该注意辨证准确、施术得当。

对手法有恐惧心理不愿合作者、不能安静的精神类疾病者慎用手法。因此类患者不能在推拿治疗时进行良好的沟通，难以保证疗效。

饥饿、疲劳、醉酒者不宜马上进行脏腑推拿治疗，此类患者难以"专意一神"，勉强治疗，不仅达不到治疗目的，反而会产生种种不适。

对年老体弱、中重度骨质疏松、久病体虚者，脏腑推拿治疗时应小心翼翼，手如握虎，势若擒龙。此类患者身体偏弱，骨质营养不良，一旦施术不当，易产生骨折等诸多不良后果，故应谨慎使用。

第二节　脏腑推拿施术要求

一、施术前准备

推拿治疗不同于普通的药物治疗，需要施术者和受术者的身体进行直接的接触。从中医的角度讲，两者之间需要建立"气"的联系。因此，在进行系统的脏腑推拿操作前，需要进行充分的准备工作，以保证推拿治疗的疗效。

（一）环境的准备

治疗环境应该避光、避音。保持环境的安静和柔光照射，是为了帮助受术者更好地入静，如《灵枢·始终》言："专意一神，精气之分，勿闻人声，以收其精，必一其神，令志在针。"脏腑推拿治疗时"令志在手"，让受术者心无外驰，将注意力放到施术者手下。保持室内整齐清洁，床单、枕套、治疗巾要勤换勤洗，避免交叉感染。诊室内治疗床、治疗仪器的摆放不可过度拥挤。保持一定的室温，应配备制冷及取暖设备。治疗室内应有保护隐私的装置，如挂帘、屏风等。保持室内良好的通风和照明，按照院内感染防治的要求对诊室实行紫外线消毒。

（二）施术者的准备

施术者应消毒洗手，修指甲，以免对受术者造成痛苦或感染。同时，不要佩戴戒指等饰物，一是会阻碍施术者推拿动作的流畅连贯，二是可能划伤受术者皮肤。

施术者需态度和蔼严肃，在治疗前介绍脏腑推拿的作用及治疗过程和治疗后的反应。多数受术者并未接触过脏腑推拿，在初次治疗时，会存在对未知疗法的不安，这势必影响受术者"神"的专一。需通过解释排除受术者疑虑，加强对此项治疗的信心。

（三）受术者的准备

一般应在餐后 0.5～1h 施术，受术者术前排空二便，不饥不饱，测量血压心率是否异常。脏腑推拿会对内脏造成一定程度的挤按，若六腑充盈，挤按时，受术者会产生痛苦，同时肌肉会出现保护性收缩，掩盖病情、影响疗效。受术者仰卧于床上，全身放松，解开衣扣及腰带，保持受术部位的平坦，以利于手法操作。一般让受术者休息 3～5min 后再施术，以平复受术者情绪。施术者根据施术手法不同，选择立于受术者左侧或右侧进行施术。应嘱咐受术者均匀呼吸，不要憋气，因为施行按法时，要随着受术者呼吸徐徐升降，若受术者憋气，则不易掌握抬按的速度，且容易引起受术者的不适感。

（四）操作准备

将受术者的腹部充分暴露，观察肚脐的位置及形态。以右手小鱼际横平放置于受术者上脘穴，以探查动脉搏动情况，同时感受腹部的温度。施术前，诊察受术者体质之强弱，有无呼吸困难，咳喘气结，腹部有无胀满及压痛，腹腔有无肿块，腹主动脉跳动强弱，肝脾是否肿大等情况。对于身体虚弱、腹主动脉搏动力弱、怀孕、老年及婴儿或半身不遂等患处失去知觉的受术者不可重按；青壮年易患实证，可取重手法。

二、受术感觉

不同于伤科推拿和小儿推拿，脏腑推拿在治疗过程中更加重视受术者对治疗过程中的感受，因此更加强调医患之间的沟通。这种"沟通"要求施术者要持续观察受术者的面部表情及进行言语沟通，及时了解受术者的身体状态，通过这种感觉来指导接下来的手法操作。这种感觉也称"得气"感，是在操作过程中用来把握手法治疗是否达到标准的一种检验方法。有这种"得气"感则往往见效迅速，没有这种"得气"感一般见效较为缓慢。临床操作过程中，最常见的感觉主要有酸、麻、胀、热、凉等。

（一）不同手法操作的"得气"感不同

辨证施治是脏腑推拿在临床应用中的一个非常重要的特点，也是对施术者提出的最基本要求。不同的补泻手法，带给受术者的感受是不同的。比如在腹部层按法中需要用到的攻、散、提、带四种导疗，每种补泻手法都有不一样的手法感受。施用散法时受术者一般会有寒凉感，施用提法时受术者往往会出现全身发热、松快感等。一般临床上补大于泻的手法给受术者的感觉以热感为主，而泻大于补的手法则以凉为主。

（二）不同的"得气"感反映出受术者不同的身体状态

受术者的体质改变会影响其在接受推拿操作时的感受。因此，施行手法时，施术者和受术者因病因不同或者体质差异会出现不同的得气感。一般认为，感觉酸者为病于心，或湿寒在筋，按者手下有发泡滑走之象；感觉凉者为阴亏之象或感受风寒，按者手下觉有下坠之象；感觉麻者为肝旺气滞或气不引血，按者手下有数微微动之象；感觉湿者为脾内有湿或骨蒸痰饮，按者手下与感觉酸者同，但无发泡感觉；感觉热者为肺胃火盛，上焦虚热，按者手下觉有涨热跳动之象；感觉疼痛者，是为拒按或者血实。受术者的"得气"感皆表现在手臂、肩背、腰腹、胯腿、脚心、头项等部位，如病在头部或肺部，则多表现于手上；若病在腰腹腿等，则多在双腿、双髋和双侧脚心；足底涌泉穴可有皮肤刺痒、出疹或凸起等现象。

总之，做好脏腑推拿的前提必须要熟练掌握这些不同的"得气"感，这样才能在治疗时把握好补泻的尺度，保证良好的治疗效果。

三、注意事项

治疗前应审证求因、辨证辨病，全面了解受术者病情，排除推拿禁忌证。推拿过程中，要随时观察和询问受术者的反应，适时地调整手法与用力的关系，使手法均匀柔和、持久有力，从而达到"法之所施，使患者不知其苦"的境界。

施术者将注意力集中到手部，舌尖抵上颚，用鼻均匀呼吸，使气贯于双手，操作过程中，要求手法深透、有力、柔和、均匀、持久，再依据病情用力。应轻重适宜，轻而不浮，重而不滞，刚柔相济，呼吸相合，重按轻抬，手随心转，法从手出。同时，密切观察受术者表情，以确定手法是否适宜，以便及时调整。同时还需仔细体会手下脉搏搏动，每操作一个动作不超过10min，稍做休息，还可进行第二次穴位或辅穴之推拿。脏腑推拿时，不宜持久按压同一处，应松弛结合，不仅防止受术者产生不适，且一松一弛反而有利于疗效的提高，颇合太极之理。初次接受治疗的受术者，操作时间不可过长，以10min为宜；慢性病受术者，确定推拿穴位后，应施术三五日以观察疗效，不可过于性急，随意更改穴位，忽上忽下，忽强忽弱地乱用。尤其在慢性病的治疗过程中，可能会存在疗效短暂的消失，施术者及受术者不必忧虑，应继续辨证施术，可见疗效，《易经·睽卦》曰："丧马，勿逐自复。"施术结束后，可让受术者休息片刻，避免其起身过猛而导致不适。脏腑推拿一般每日1次，成人每次15～30min，小儿每次10min左右。

第三节　脏腑推拿功法锻炼

推拿练功是推拿学的一个重要部分，是培养专业推拿医生身体素质而进行的一系列专门的科学训练方法及其锻炼过程。通过推拿练功，可使力量、速度、耐力、灵敏性、柔韧性等各项机体素质得到全面发展。

脏腑推拿在施术过程中强调医患之间的"沟通"，但是这个"沟通"不仅仅是局限于语言沟通，更多侧重的是医患之间"气"的配合，即所谓"正气伐邪气"。其中"伐"字有两层含义：第一个是施术者要利用自身的正气，通过手法施于受术者的特定部位，激发受术者体内正气，由弱变强，而后恢复其正常脏腑功能，以平阴阳、调气血；第二个是施术者引导着受术者的正气，慢慢与邪气"搏斗"，将邪气逐渐驱于体外，但在这个过程中施术者的正气无耗损。因此，这对施术者自身所修炼的"气"，以及医患之间的配合程度都提出了更高的要求。

施术者本身的"气"要充足。因为施术者在进行治疗的时候就如同源头活水一般，要有源源不断之力，这就要求推拿医师必须练内功。

一、内功的练习

内功是以锻炼身体内部器官为目的，通过有规律的呼吸吐纳，精神集中，循序渐进，从而达到调理身体气机的一种古老的锻炼方法。内功修炼有三大要素，即调身、调息、调心。一般分为静功和动功。静功的目的，在于入静。入静的含义，就是指身心安静下来。为了达到入静的要求，首先必须去除一切杂念，这是静功筑基法最为关键的一大原则。虽然练习时的形体从外表看似处于静态，但是体内的内息却在流转涌动、往复周身地运动。这对提升施术者的正气及对于施术者手的控制力有着很好的锻炼效果。下面具体介绍运周内功法的练习步骤和要点。运周内功法是一种意念导引类的锻炼方法，是静功的一种。首先练习环境需要选择安静、光度适宜的房间，最好在书房或者卧室练习，无须刻意营造，只要没有嘈杂的声音便为适宜，穿着宽松舒适使经脉畅通不受阻碍即可。练习时可以选择最为常用的坐姿，姿势端正地坐在椅子上，双足自然下垂着地，双手平放置腿上，舌抵上腭，两肩平开。也可以选择盘腿坐，根据个人的习惯与身体情况而定，一般没有特殊要求。然后双手掌心向上，平放在膝或腿上，也可以重叠合抱，置于脐下。在静下来坐定之后，放松形与神即"形与神俱"。形体与精神是不可分割的。但是当代社会环境变化多样，外界给予人的诱惑太多，常会使人心不静，气不平，而此功法要求习练者"入定"，所以精神放松时会遇到很多干扰，练习起来相对较难。所以从形体的放松过渡到精神的放松是最好的快速入定的方法。

首先先做形体上的放松，闭目凝神，由大脑去命令自己从头顶皮肤开始放松，然后逐步使整个头部放松，接下来颈项部也放松，然后依次放松肩部、胸部、肘部、手腕部、腰部、髋部、膝部、踝部、足趾部，最后放松全身。其实这是一种集中意念来调身的方法，运用意识引导身体自上而下逐步放松，使精神活动集中起来，为接下来的精神放松打下基础。

初练时不必强求一步到位的放松，要慢慢体会，谨记最舒服的速度与方式便是最适合自己的。形体放松后就要开始精神的放松。将精神放松的过程概括为八个字，便是"恬淡虚无，精神内守"，只有将自身放空才可使周身的经络通透，气血运行才能顺畅。刚开始时自己的头脑可能会有些乱，通过一段时间练习就会逐步适应。首先可以选择播放一些舒缓的音乐，比如森林或流水的声音，闭上眼睛，想象自己坐在森林中央，意识集中在某个区域，然后逐步缩小视野，比如最后集中在某个树枝或者树叶，摒除杂念。如果有什么杂念进入大脑，可以用自己的意识将杂念抛出去，或把意识收回来不再顺着杂念而想象。经过长期练习，就能学会默然澄心，逐步控制自己的思维进入潜意识状态，从而可以通过意识控制自身"气"的运行。

二、呼吸的练习

呼吸是人体内部元气运行的动力，也是吸入大自然清气和排出体内浊气的主要方法。同时，气的生理功能又推动血液的正常运行，因而呼吸锻炼可以促使体内元气运行顺畅，进而促进周身血流的畅通。因此，呼吸的调整练习至关重要。

古人云"一呼一吸谓之息"，这里的息不仅是指呼与吸的过程，还特指呼吸之间的停顿。有的人练习为了提速而忽略了呼吸之间的停顿，这个停顿其实很重要，每次呼吸间应停顿一段时间，既有利于体内气体交换，又能缓解肺脏和呼吸肌的疲劳，提高人体呼吸机能。从道家练内丹来讲，呼吸中带有停顿，有一大部分原因是为了"存气"，通过排出浊气的过程将自然界的精华之气纳入体内，以便于修炼内功。呼吸所保留的"气"其实不仅仅指单纯保存在体内，还要将气融入脏腑、经络，让气在经络中流动。比如足少阴肾经，它起于小趾下，上行尾骨端经过督脉的长强穴，那么在呼吸的过程中就可以配合提肛的运动，吸气时提肛，呼气时松肛，可以有助于加强对足少阴肾经的刺激，从而激发肾气，促进元气的运动。同时，也可以加强腹式呼吸的练习，简单地说，胸式呼吸是吸气时胸廓外展，而腹式呼吸是吸气时膈肌下降。腹式呼吸可以加大膈肌运动的幅度，实际上也是增强了脾胃、肝胆等腹腔内脏的蠕动。这样不仅有助于提升消化功能，更能促使吸入的大自然清气与脾胃运化生成的水谷之精气间充分融合，更好地补益宗气。腹式呼吸和胸式呼吸可以在练习时交替进行，频次适宜即可。在手法操作的过程中，不能憋气，呼吸的动作不宜过大和过快，要深沉，气达丹田。同时频率需要通过练习与手法的用力、快慢相配合。因此，呼吸的锻炼是贯穿练习始终的要素。

总的原则是，注意在呼吸吐纳的时候，彻底放松，不要在意此刻是在吸气还是呼气，"气"只需跟随意念。呼吸练习，追求的是安静自然、循序渐进，万万不可刻意追求客观化的频率，因为每个人都是独特的个体，刻意强求反而会适得其反。

三、形体的练习

"身松体正"是手法操作时形体的基本要求。"身松"即身体放松，要做到身体放松，首先需要学会精神放松，通过前面内功和呼吸的锻炼，这一过程不难做到；其次是颈肩背放松，沉肩坠肘，上臂放松，以保证肘关节能够自由屈伸，继而前臂放松以保证腕关节的自由活动。腕关节的灵活活动是手法操作过程中技巧使用的关键。下肢方面，双髋放松，双足抓地，在保证下肢放松的同时也要维持下身的稳定。放松并不是精力涣散，肢体懈怠，而是要"松而不懈，紧而不僵"。

所谓"体正"是要求手法操作的过程中，身体要保持正直，即头正、项直、含胸、拔背、塌腰、收臀，脊柱无屈伸、侧屈或旋转。即使是在手法操作需要移动的过程中，也要保证脊柱这种正直状态。

四、发力的练习

脏腑推拿治疗时，要求做到"力由脊发"。即通过意念导引"气"的运动，运动则需要力的支持，而脊柱是蓄力的部位。脊柱是人体的中轴骨，类似弹簧，无论是按压、拉伸，还是旋拧，发力点都集中于中部，并通过中部的形变而产生蓄能和释放力的效应，所以称力从脊练。同时，施术者的正气需要通过手法来体现功效，协助受术者以"正气伐邪气"，整个过程需要力带动气再输送到手掌及手指。如同用手打拳前，脊柱和周围肌肉会自然绷紧，手向前发力出拳时，腿会向后蹬且身向前拥，身体整合之力的发力中心就集中在脊柱上，因此发力前要将气贴附于脊柱。另外，脏腑推拿施术的主要靶点在伏冲之脉，而伏冲之脉行于脊内，是整体调节人体经脉气血运行的启动元素，故将交融之气贴附于脊柱也有助于施术者自身气血的运行。

当气贴附于脊柱的时候，需要集中意念使交融之气沿着督脉的循行方向缓缓上升，经过项部的风府穴，入脑至巅顶百会穴，过人中，到达龈交穴。然后继续按照任脉的循行路线缓缓下行至会阴，待会阴发热后注入丹田，即《丹经》中"凝神入气穴"之谓，激发丹田蓄积真气的功能，这个过程就相当于"小周天"。这是以后天呼吸接先天气穴（丹田），沿任督二脉的经脉循行周而复始运行的"调气"功法。故李时珍说："人能通此二脉，则百脉皆通。"同时在气下沉过程中，微微提肛，两肩收于脊柱，以意念默运丹田之气，并将蓄积在丹田之气引出会阴，循长强注于腰间，同时激发带脉功能，以整体调控阴阳诸经。接下来，调整呼吸，缓缓吸气时，利用意念将吸入的自然之气带动体内的正气沿着手足三阴经之气继续归于丹田。呼气时，则将已经蓄积于丹田之气沿着足三阴经下沉至足底，再沿着足三阳经上升，沿着手三阳经扩散至手指末端，以将内气"力贯四梢"。整个过程做到内气的"阴收阳发"。需要注意的是，在利用意念控制正气往复周身的过程中，不要过分集中经络的通畅与否，而是要遵从气的自然和谐的活动。

思考题 »»

1. 脏腑推拿治疗的禁用事项有哪些？
2. 脏腑推拿治疗施术前要做哪些准备？
3. 不同的"得气"感如何反映出受术者不同的身体状态？
4. 脏腑推拿施术者功法锻炼时如何进行呼吸的练习？

下　篇

临证治疗篇

第四章

内科病症的防治

通过本章学习，熟悉各内科病症的概念、病因病机、诊断依据与鉴别诊断；掌握其治疗原则、证候分析，重点掌握其治法、操作与解析。

第一节 胃　痛

胃痛，又称胃脘痛，是以上腹胃脘部近心窝处疼痛为主症的病症。古代文献所称心痛，多指胃痛而言。如《医学正传》云："古方九种心痛，详其所由，皆在胃脘，而实不在于心。"而心脏疾患所引起的心痛证，《黄帝内经》曾指出："真心痛，手足青至节，心痛甚，旦发夕死，夕发旦死。"在临床上与胃痛有所区别。

西医学中急性胃炎、慢性胃炎、胃溃疡、十二指肠溃疡、功能性消化不良等以上腹部疼痛为主要症状者，属于中医学胃痛范畴，均可参考本节辨证施术。

一、病　因　病　机

胃痛的发生，主要由外邪犯胃、饮食伤胃、情志不畅和脾胃素虚等引起，导致胃气郁滞，不通则痛。脏腑推拿临证治疗常见病机如下。

1. 寒邪客胃　外邪犯胃，外感寒、热、湿诸邪，内客于胃，致胃脘气机阻滞，不通则痛。如《素问·举痛论》说："寒气客于肠胃之间，膜原之下，血不能散，小络急引，故痛。"

2. 宿食积滞　宿食积滞，胃气壅滞，致胃失和降，不通则痛。辛辣无度，肥甘厚腻，饮酒如浆，则蕴湿生热，伤脾碍胃，气机壅滞。如《医学正传·胃脘痛》说："致病之由，多由纵恣口腹，喜好辛酸，恣饮热酒煎煿，复餐寒凉生冷，朝伤暮损，日积月深……故胃脘疼痛。"

3. 肝气犯胃　忧思恼怒，气郁伤肝，肝木失于疏泄，横逆犯胃，气机阻塞，胃失和降，因而发生疼痛。沈金鳌言："胃痛，邪干胃脘病也。惟肝气相乘尤甚，以木性暴，且正克也。"临证时亦较多见。且每因气郁化火，致肝胃之阴亏耗，则疼痛经常发作；如久痛入络，络脉损伤，则见吐血、便黑等症。

4. 脾胃虚寒　脾胃为仓廪之官，主受纳和运化水谷，若素体脾胃虚弱，运化失职，气机不畅，或中阳不足，中焦虚寒，失其温养而发生疼痛。或因肾阳不足，脾失于温煦，脾胃虚寒，胃失温养，亦可致虚寒胃痛。

二、诊查要点

（一）诊断依据

（1）以上腹近心窝处胃脘部发生疼痛为特征，其疼痛有胀痛、刺痛、隐痛、剧痛等不同的性质。

（2）常伴有食欲不振，恶心呕吐，嘈杂泛酸，嗳气吞腐等上消化道症状。

（3）发病特点：以中青年居多，多有反复发作病史，发病前多有明显诱因，如天气变化、恼怒、劳累、暴饮暴食、饥饿、进食生冷干硬辛辣醇酒，或服用有损脾胃的药物等。

（4）电子胃镜或纤维胃镜、上消化道钡餐造影及病理组织学等检查，发现胃、十二指肠黏膜炎症、溃疡等病变，有助于诊断。

（二）鉴别诊断

1. 心肌梗死　心肌梗死发作时不一定都会有心前区绞痛，可仅诉"胃痛"或心窝部不适，并伴有恶心、呕吐。有些患者会强烈要求做胃镜检查，如果不加鉴别，盲目按胃病处理，很容易导致误诊，甚至发生意外。

2. 胆石症　多有心窝部（或右季肋下）的不规律隐痛及不适感，还可出现上腹部饱胀、嗳气等类似胃病的症状。病情常因饮食不当或进食油腻等而加重，因此易被误诊为胃痛。

三、脏腑推拿治疗

（一）治疗原则

胃痛治疗以理气止痛为主，虽有"通则不痛"之说，但不限于"通"这一法，正如叶天士所谓"通字须究气血阴阳"。凡病邪阻滞者，辨其邪而去之；肝气郁滞者，宜疏肝理气；脾胃虚寒者，宜温中散寒；外邪犯胃者，宜祛邪止痛；饮食伤胃者，宜消食导滞。

（二）辨证施治

1. 寒邪客胃证
【症状】　胃痛暴作，得温痛减，遇寒加重，口淡不渴，舌淡苔薄白，脉弦紧。
【证候分析】　外感寒邪，内客于胃，致胃脘气机阻滞，小络急引，不通则痛，故胃痛暴作；因感于寒邪，故得温痛减，遇寒加重；寒邪侵体，胃脘气机不利，津液分布失常，不可上润于口，故口淡不渴；舌淡苔薄白，脉弦紧为感受寒邪之象。
【治法】　温胃散寒，行气止痛。
【操作】
（1）操作部位：冲脉、任脉、督脉、足太阳膀胱经在背部循行区域；中脘、神阙、巨阙、建里、足三里、上巨虚、下巨虚、梁丘、气海穴。
（2）操作手法：层按法、团摩法、掌振法、迎法、撩法、提拿法、捏脊法、擦法。

操作视频请扫码

（3）操作步骤

1）层按带法之泻中带补法施于中脘穴，按提各 1min、各层停留 2min，以下肢热胀为度。

2）团摩法施于中腹部（以神阙穴为中心），15 圈/分，共 1.5min。

3）掌振法施于神阙穴，共 2min，以腹部微热为度。

4）迎法施于巨阙穴同时捺调法施于建里穴，30 次/分，共 1min，以胃肠气通感为佳。

5）捺调法施于足三里、上巨虚、下巨虚、梁丘穴，30 次/分，每穴 0.5min。

6）提拿法同时施于建里、气海穴，1 次。

7）捏脊法施于膀胱经，每侧各 3 次，以局部胀痛为度。

8）擦法施于督脉、膀胱经，共 1min，以皮肤透热为宜。

1）～6）取仰卧位；7）～8）取俯卧位。

【解析】 感受寒邪，寒性收引，胃气阻滞，不通则痛。层按泻中带补法施于中脘穴，以调畅气机，散寒理中；以神阙穴为中心施以团摩法以固本培元，温煦中焦；掌振神阙穴以振奋元阳，温里散寒；迎巨阙穴同时捺调建里穴以健脾和胃，理气畅中，配合提拿建里、气海穴可进一步调畅中焦气机；捺调足三里、上巨虚、下巨虚、梁丘穴以助脾健运，恢复脾胃运化受纳之功；捏脊法配合擦膀胱经、督脉以振奋阳气，行气止痛。

2. 宿食积滞证

【症状】 胃脘胀痛，拒按，嗳腐吞酸，或呕吐不消化食物，其味腐臭，吐后痛减，不思饮食，大便不爽，舌苔厚腻，脉滑。

【证候分析】 饮食不节，过饥过饱，致胃失和降，进而胃脘胀痛，大便不爽；胃气壅滞，故拒按；食滞胃肠，气机失调，故上逆作呕，吐后痛减；脾胃损伤，故不思饮食；食积在胃肠中蕴湿生热，可见舌苔厚腻，脉滑。

【治法】 消食导滞，和胃止痛。

【操作】

（1）操作部位：冲脉、任脉、带脉、足阳明胃经在腹部循行区域、足太阳膀胱经在背部循行区域；中脘、巨阙、阑门、建里、承满、梁门、太乙、天枢、带脉、膈俞、肝俞、胆俞、脾俞、胃俞、三焦俞穴。

（2）操作手法：指振法、迎法、捺法、一指禅推法、掌运法、送揉法、捏提法、按揉法。

（3）操作步骤

1）指振法施于中脘穴，共 2min，以腹部微热为度。

2）迎法施于巨阙穴同时捺调法施于阑门、建里、承满、梁门、太乙、天枢穴，30 次/分，每穴 0.5min。

3）一指禅推法施于胃经在腹部循行区域，顺经方向，每侧各 5 次。

4）掌运法施于建里穴一线，20 次/分，共 1min。

5）送揉法顺时针施于全腹，25 次/分，共 2min。

6）捏提法施于带脉穴，3 次，以局部胀痛为度。

7）按揉法施于膀胱经（膈俞至三焦俞为主），每侧各 2min，以局部酸胀为度。

1）～6）取仰卧位；7）取俯卧位。

【解析】 饮食不节，饥饱无度，久损脾胃，胃失和降，运化失司，传导失职。指振法施于中脘穴以调畅中焦，化滞和中；迎巨阙穴同时捺调阑门、建里穴以理气畅中，降气和胃；捺调承满、梁门、太乙、天枢穴以健运脾胃，消食导滞；一指禅推法施于胃经在腹部循行区域以助调和脾胃，消食化积；掌运建里一线可助脾运化，配合顺时针选揉全腹以调畅全腹气机，二者合用可增强六腑传化物之功；捏提带脉穴以调节纵向经脉气机，行气止痛；按揉膈俞至三焦俞穴以畅运三焦气机，气行则痛止。

3. 肝气犯胃证

【症状】 胃脘胀满，攻痛连胁，按之较舒，嗳气频繁，舌淡苔多薄白，脉沉弦。

【证候分析】 情志不舒，肝气郁结不得疏泄，横逆犯胃，则引起胃脘疼痛；气病多游走，胁为肝之分野，故胃脘痛时以攻痛连胁为特征；由于气机阻滞，故胃脘胀满，嗳气频繁；按之则气得稍散，痛亦暂觉减轻。苔薄白，脉沉弦为肝郁气滞之象。

【治法】 疏肝解郁，理气止痛。

【操作】

（1）操作部位：冲脉、任脉、带脉、足太阳膀胱经在背部循行区域、足少阳胆经及足阳明胃经在腹部循行区域、胁肋部；中脘、巨阙、阑门、建里、期门、章门、天枢、太冲、膈俞、肝俞、胆俞、脾俞、胃俞、三焦俞穴。

（2）操作手法：层按法、指振法、迎法、捺法、一指禅推法、掌分法、捏提法、擦法、捏脊法、掌揉法。

（3）操作步骤

1）层按散法施于中脘穴，下按上提各 1min、各层停留 2min，以下肢凉麻为度。

2）指振法施于中脘穴，共 1min，以腹部微热为度。

3）迎法施于巨阙穴同时捺泻法施于阑门穴，40 次/分，共 1min，以胃肠气通感为佳；捺调法施于建里、期门、章门、天枢、太冲，30 次/分，每穴 0.5min。

4）一指禅推法施于胆经、胃经在腹部循行区域，顺经方向，每侧各 5 次。

5）掌分法施于上腹部（以中脘穴为中心），10 次。

6）捏提法施于带脉穴，3 次，以局部胀痛为度。

7）擦法施于胁肋部，共 0.5min，以皮肤透热为宜。

8）捏脊法施于膀胱经，每侧各 3 次，以局部胀痛为度。

9）掌揉法施于膀胱经（膈俞至三焦俞为主），每侧各 1min，以局部酸胀为度。

1）～7）取仰卧位；8）～9）取俯卧位。

【解析】 肝属木，胃属土，肝木不舒，而木克土太过则导致木旺乘土，气机升降失司，胃部气机受阻。层按散法施于中脘穴以疏肝理脾；指振中脘穴以调理中焦气机；迎巨阙穴同时捺泻阑门穴，捺调建里穴以健运脾胃；以中脘穴为中心施以掌分法以助宣散气血；一指禅推胆经、胃经在腹部的循行区域，配合擦胁肋部以疏肝理气；捺调期门、章门、天枢、太冲穴可疏肝行气，解郁散结；捏提带脉穴以加强止痛，深取痛引；捏脊法配合掌揉膈俞至三焦俞穴，以布散阳气，气行则痛止。

4. 脾胃虚寒证

【症状】 胃痛隐隐，泛吐清水，喜暖喜按，神疲乏力，四肢不温，舌质淡白，脉象虚软。

【证候分析】 脾寒胃弱，纳食不多，运化迟缓，故隐痛而不甚，泛吐清水；脾胃虚寒则得暖得按而适，寒气消散，痛亦见减；脾主四肢，阳虚则四肢欠温，神疲乏力；脾阳不振，故舌淡、脉象虚软。

【治法】 温中健脾，和胃止痛。

【操作】

（1）操作部位：冲脉、任脉、督脉、足太阳膀胱经在背部循行区域、足阳明胃经在腹部循行区域；中脘、神阙、巨阙、建里、足三里、上巨虚、下巨虚、梁丘、脾俞、胃俞、三焦俞、肾俞穴。

（2）操作手法：层按法、旋揉法、掌振法、一指禅推法、迎法、捺法、擦法、按揉法。

（3）操作步骤

1）层按提法施于中脘穴，按提各2min、各层停留1min，以下肢热胀为度。

2）旋揉法逆时针施于中腹部（以神阙穴为中心），15次/分，共2min。

3）掌振法施于神阙穴，共1min，以腹部微热为度。

4）一指禅推法施于胃经在腹部循行区域，顺经方向，每侧各5次。

5）迎法施于巨阙穴同时捺补法施于建里穴，20次/分，共1min。

6）捺调法施于足三里、上巨虚、下巨虚、梁丘穴，30次/分，每穴0.5min。

7）按揉法施于膀胱经（脾俞至肾俞穴为主），每侧各2min，以局部酸胀为度。

8）擦法施于督脉、膀胱经，共0.5min，以皮肤透热为宜。

1）～6）取仰卧位；7）～8）取俯卧位。

【解析】 胃气以和降为顺，不宜郁滞，中阳不足，阳虚失温，寒性凝滞于胃肠。层按提法施于中脘穴以温中健脾；掌振神阙穴以温固元阳；以神阙穴为中心施以旋揉法可以调节中焦气机，增强温阳作用；一指禅推法施于胃经在腹部循行区域以理气和胃；迎巨阙穴同时捺补建里穴以助脾健运；捺调足三里、上巨虚、下巨虚、梁丘穴可和胃降逆，以助恢复脾胃运化受纳之功；按揉两侧脾俞至肾俞穴以激发经气，调和脏腑气血；擦膀胱经和督脉以振奋督阳，理气止痛。

第二节 泄 泻

泄泻是以大便次数增多，粪质稀薄或完谷不化，甚至泻出如水样为主症的病证。古有将大便溏薄而势缓者称为泄，大便清稀如水而势急者称为泻，现临床一般统称为泄泻。泄泻的病变脏腑与脾胃大小肠有关，一年四季均可发生，但以夏秋两季较为多见。

本病可见于西医学中的多种疾病，如急慢性肠炎、肠结核、肠易激综合征、吸收不良综合征等，当这些疾病出现泄泻的表现时，均可参考本节辨证施术。应注意的是本病与西医腹泻的含义不完全相同。

一、病 因 病 机

泄泻的病因主要有感受外邪，饮食所伤，情志失调，禀赋不足及久病脏腑虚弱等。本病的基本病机是脾虚湿盛致使脾失健运，大小肠传化失常，升降失调，清浊不分。脾虚湿盛是导致本病发生的关键因素。脏腑推拿临证治疗常见病机如下。

1. 食滞肠胃 伤食者因宿食内停，谷反为滞，阻碍肠胃，肠道传化失常，小肠无以分清泌浊，大肠无法传化，水反为湿，谷反为滞，合污而下，发生泄泻。《症因脉治·内伤泄泻》曰："饮食不节，损伤脾胃，皆成脾虚泄泻。"

2. 脾胃虚弱 长期饮食不节，饥饱失调，或劳倦内伤，或久病体虚，或素体脾胃虚弱，胃肠功能减退，不能受纳水谷，也不能运化精微，反聚水成湿，积谷为滞，致脾胃升降失司，清浊不分，混杂而下，遂成泄泻。如《景岳全书·泄泻》曰："泄泻之本，无不由于脾胃。"

3. 脾肾阳虚 若年老体弱，肾气不足；或久病之后，肾阳受损；或房室无度，命门火衰，致脾失温煦，运化失职，水谷不化，升降失调，清浊不分，而成泄泻。且肾为胃之关，主司二便，若肾气不足，关门不利，则可发生大便滑泄、洞泄。如《景岳全书·泄泻》曰："肾为胃关，开窍于二阴，所以二便之开闭，皆肾脏之所主，今肾中阳气不足，则命门火衰，而阴寒独盛，故于子丑五更之后，当阳气未复，阴气盛极之时，即令人洞泄不止也。"

4. 肝气乘脾 烦恼郁怒，肝气不舒，横逆克脾，脾失健运，升降失调；或忧郁思虑，脾气不运，土虚木乘，升降失职；或素体脾虚，逢怒进食，更伤脾土，引起脾失健运，升降失调，清浊不分，而成泄泻。故《景岳全书·泄泻》曰："凡遇怒气便作泄泻者，必先以怒时夹食，致伤脾胃。"

二、诊查要点

（一）诊断依据

（1）以大便粪质稀溏为诊断的主要依据，或完谷不化，或粪如水样，大便次数增多，每日三五次以至十数次以上。

（2）常兼有腹胀、腹痛、肠鸣、纳呆。

（3）起病或急或缓。暴泻者多有暴饮暴食或误食不洁之物的病史。迁延日久，时发时止者，常因外邪、饮食或情志等因素诱发。

（4）大便常规、大便细菌培养、结肠 X 线及内镜、小肠镜等检查，有助于诊断。

（二）鉴别诊断

1. 痢疾 两者均系大便次数增多，粪质稀薄的病证。痢疾以腹痛、里急后重、便下赤白脓血为主症，而泄泻以大便次数增多，粪质稀薄，甚至泻出如水样为主症，其大便中无脓血，也无里急后重，腹痛也或有或无。

2. 霍乱 泄泻与霍乱均有大便清稀如水的症状。霍乱是一种卒然起病，剧烈上吐下泻，吐泻并作的病证。霍乱的发病特点是来势急骤，变化迅速，病情凶险，起病时常先突然腹痛，继则吐泻交作，所吐之物均为未消化之食物，气味酸腐热臭，所泻之物多为黄色粪水，或如米泔，常伴恶寒发热，部分患者在吐泻之后，津液耗伤，迅速消瘦，或发生转筋，腹中绞痛，若吐泻剧烈，则见面色苍白，目眶凹陷，汗出肢冷等津竭阳衰之危候。而泄泻只以大便次数增多，粪质稀薄，甚至泻出如水样为主症，一般起病不急骤，泻水量不大，无米泔水样便，津伤较轻，无危症。

三、脏腑推拿治疗

（一）治疗原则

泄泻治疗以运脾化湿为原则，慢性泄泻以脾虚为主，当运脾补虚，辅以祛湿。因脾胃虚弱者，宜益气健脾；因脾肾阳虚者，宜温肾健脾；因肝气乘脾者，宜培土荣木；因食滞肠胃者，宜消食导滞。

（二）辨证施治

1. 食滞肠胃证

【症状】 脘腹胀痛，肠鸣频作，泻下大便秽臭，味如败卵，泻后痛减，不思饮食，舌苔垢浊或厚腻，脉滑。

【证候分析】 因误食不洁食物、饮食过量、恣食肥甘辛辣生冷，使脾胃受伤，食滞胃肠故脘腹胀痛，肠鸣频作；脾胃运化失司，升降失调，清浊不分，故泻下大便秽臭，味如败卵，泻后痛减，不思饮食；舌苔垢浊或厚腻，脉滑；均为食滞胃肠，化生湿热之象。

【治法】 消食导滞，和中止泻。

【操作】

（1）操作部位：任脉、带脉、足太阳膀胱经在背部循行区域、足阳明胃经在腹部循行区域；神阙、巨阙、阑门、建里、承满、梁门、太乙、水分、天枢、膈俞、肝俞、胆俞、脾俞穴。

（2）操作手法：掌振法、一指禅推法、掌运法、迎法、捺法、通腑法、按揉法。

（3）操作步骤

1）掌振法施于神阙穴，共 1min，以腹部微热为度。

2）一指禅推法施于胃经在腹部循行区域，顺经方向，每侧各 7 次。

3）掌运法施于神阙穴一线及建里穴一线，20 次/分，各 1min。

4）迎法施于巨阙穴同时捺调法施于阑门、建里、承满、梁门、太乙穴，35 次/分，每穴 0.5min。

5）捺泻法施于水分、天枢穴，40 次/分，每穴 0.5min。

6）通腑法施于腹部，10 次。

7）按揉法施于膀胱经（膈俞至脾俞穴为主），每侧各 2min，以局部酸胀为度。

1）～6）取仰卧位； 7）取俯卧位。

【解析】 脾胃损伤，运化之功受累，致使饮食物停留于胃腑，脾胃升降失调。掌振法施于神阙穴以调畅中气，增强消积导滞之功；一指禅推法施于双侧胃经在腹部循行区域，配合掌运神阙一线以活运大肠，掌运建里一线以健脾益胃，助传化物；迎巨阙穴同时捺调阑门、建里穴以健运脾胃；捺调承满、梁门、太乙穴以消食导滞；捺泻水分、天枢穴以调气化湿，泌别清浊；通腑法以和胃消食化积，理气和中止泻；按揉膀胱经膈俞、肝俞、胆俞、脾俞穴，以激发经气，调动脏腑气血，以助止泻。

2. 脾胃虚弱证

【症状】 大便时溏时泻，迁延反复，完谷不化，不思饮食，食后脘闷不舒，面色萎黄，神疲倦怠，舌淡苔白，脉缓弱或细弱。

【证候分析】 脾胃虚弱，则脾气不能升发，水谷不化，清浊不分，故大便时溏时泻；气机不畅，脾胃运化无力，故不思饮食，食后脘闷不舒。久泻不已，脾胃虚弱，气血化生不足，故面色萎黄，神疲倦怠；舌淡苔白，脉缓弱或细弱均属脾胃虚弱之象。

【治法】 益气健脾，化湿止泻。

【操作】

（1）操作部位：冲脉、任脉、足太阳膀胱经在背部循行区域、足阳明胃经在腹部循行区域；中脘、气海、巨阙、建里、足三里、上巨虚、下巨虚、梁丘、脾俞、胃俞、三焦俞、肾俞、气海俞、大肠俞穴。

（2）操作手法：层按法、旋揉法、托振法、迎法、捺法、一指禅推法、指揉法、掌揉法。

（3）操作步骤

1）层按提法施于中脘穴，按提各 1.5min，各层停留 2min，以下肢热胀为度。

2）旋揉法逆时针施于全腹（以气海穴为中心），15 次/分，共 2min。

3）托振法施于腹部，共 2min，以腹部微热为度。

4）迎法施于巨阙穴同时捺补法施于建里穴，20 次/分，共 1min，以气通肠动感为佳。

5）一指禅推法施于胃经在腹部循行区域，顺经方向，每侧各 5 次。

6）指揉法施于足三里、上巨虚、下巨虚、梁丘穴，每穴 0.5min，以局部酸胀为度。

7）掌揉法施于膀胱经（脾俞至大肠俞穴为主），每侧各 1min，以局部酸胀为度。

1）～6）取仰卧位；7）取俯卧位。

【解析】　泄泻多因久病失治，脾胃受损，或先天脾胃虚弱，运化失职，水谷不化，积谷为滞，湿滞内生。层按提法施于中脘穴以健运脾胃；配合一指禅推法施于胃经在腹部循行区域，可颐养"气血生化之源"，补益中气以固气止泻；迎巨阙穴同时捺补建里穴，配合托振法以助脾升举，增强止泻之功；以气海穴为中心逆时针旋揉全腹以敛气止泻；指揉足三里、上巨虚、下巨虚、梁丘穴以健脾胃，化湿浊；掌揉两侧脾俞至大肠俞穴以促进气血重新输布，加强健脾益胃之功效。

3. 脾肾阳虚证

【症状】　黎明之前，脐周作痛，肠鸣即泻，泻下完谷，泻后则安，腹部畏寒，腰酸肢冷，舌淡苔白，脉沉细。

【证候分析】　肾阳不振，命门火衰，故见黎明之前，脐周作痛，肠鸣即泻；"阳气未复，阴气极盛，命门火衰，胃关不固而生泄泻"；先天之阳不足，温煦之力不足，则腹部畏寒，腰酸肢冷；舌淡苔白，脉沉细均为脾肾阳虚之证。

【治法】　温肾健脾，固涩止泻。

【操作】

（1）操作部位：冲脉、任脉、督脉、足太阳膀胱经在背部循行区域；关元、气海、天枢、巨阙、建里、脾俞、胃俞、三焦俞、肾俞、气海俞、大肠俞、命门、八髎穴。

（2）操作手法：层按法、摩揉法、指振法、迎法、捺法、选揉法、捏脊法、擦法。

（3）操作步骤

1）层按提法施于关元穴，按提各 2min，各层停留 2min，以下肢热麻胀为度。

2）摩揉法施于全腹，以腹部微热为度。

3）指振法施于气海、天枢穴，每穴 1min，以腹部微热为度。

4）迎法施于巨阙穴同时捺补法施于建里穴，25 次/分，共 1min，以胃肠气通感为佳。

5）选揉法逆时针施于全腹，15 圈/分，共 1.5min，以腹部微热为度。

6）捏脊法施于膀胱经（脾俞至大肠俞穴为主），每侧各 3 次，以局部胀痛为度。

7）横擦法施于肾俞、命门及八髎穴，共 0.5min，以皮肤透热为宜。

8）擦法施于督脉，共 1min，以皮肤透热为宜。

1）～5）取仰卧位；6）～8）取俯卧位。

【解析】　久泻失治，脾阳受损，气机升降失调，温煦运化功能失司，进而肾阳受损，命门火衰，升提固脱无力，肠气失调。层按提法施于关元穴以固本培元；摩揉腹部以助温补先天之元阳；指振法施于气海、天枢穴以健脾和胃，温中益气；迎巨阙穴捺补建里穴以温补阳气，阳气得行则水液得以运化输布；逆时针迭揉全腹以运肠止泻；捏脊法重点作用于两侧脾俞至大肠俞穴以激发经气，温肾健脾；横擦腰部肾俞、命门及八髎穴，配合擦督脉，有助于激发阳气，以达温阳固脱之效。

4. 肝气乘脾证

【症状】 素有胸胁胀闷，嗳气食少，每因抑郁恼怒，或情绪紧张之时，发生腹痛泄泻，腹中雷鸣，攻窜作痛，矢气频作，舌淡红，苔薄，脉弦细。

【证候分析】 肝失条达，横逆乘脾，清气不升，故腹痛泄泻，抑郁恼怒或情绪紧张则甚。胸胁胀闷，嗳气食少，均为肝胃不和之证。若恼怒则肝气易动，故攻窜作痛，矢气颇作。舌淡红苔薄，脉弦细是肝旺脾虚之象。

【治法】 培土荣木，理气止泻。

【操作】

（1）操作部位：冲脉、任脉、带脉、足太阳膀胱经在背部循行区域、足厥阴肝经在腹部循行区域；中脘、神阙、巨阙、阑门、建里、水分、太乙、太冲、章门、期门、膈俞、肝俞、胆俞、脾俞穴。

（2）操作手法：层按法、一指禅推法、掌运法、迎法、捺法、捏脊法、掌揉法。

（3）操作步骤

1）层按带法之补中带泻法施于中脘穴，按提各 1.5min，各层停留 1min，以下肢麻胀为度。

2）一指禅推法施于肝经在腹部循行区域，逆经方向，每侧各 5 次。

3）掌运法施于神阙穴一线，20 次/分，共 1min。

4）迎法施于巨阙穴同时捺调法施于阑门、建里穴，30 次/分，每穴 1min。

5）捺泻法施于水分、太乙、太冲、章门、期门穴，40 次/分，每穴 0.5min。

6）捏脊法施于膀胱经，每侧各 3 次，以局部胀痛为度。

7）掌揉法施于膀胱经（膈俞至脾俞穴为主），每侧各 1min，以局部酸胀为度。

1）～5）取仰卧位；6）～7）取俯卧位。

【解析】 肝气不舒，横逆克脾，以致脾失健运，升降失调，清浊不分。层按补中带泻法施于中脘穴以补脾柔肝；一指禅推法施于肝经在腹部循行区域以疏肝理气；掌运神阙穴一线以刺激横向经脉，调节纵向经脉经气，促进小肠泌别清浊，以排湿邪；迎巨阙穴同时捺调阑门、建里穴以调畅中焦，健脾化湿；捺泻水分、太乙穴，配合捺泻太冲、章门、期门穴可调畅肝脾气机，促湿邪下行，使邪有出路；捏脊法以激发经气，调和气血，配合掌揉膀胱经膈俞、肝俞、胆俞、脾俞穴以理气止泻。

第三节　便　　秘

便秘是指由于大肠传导功能失常导致的以大便排出困难，排便时间或排便间隔时间延长为临床特征的一种病证。本病在《伤寒论》中有"阴结""阳结""脾约"等病名。

西医学中的功能性便秘，即属本病范畴，肠易激综合征，肠炎恢复期，直肠及肛门疾病所致之便秘，药物性便秘，内分泌及代谢性疾病所致的便秘，以及肌力减退所致的便秘等，均可参考本节辨证施术。

一、病因病机

便秘的病因是多方面的，其中主要的有外感寒热之邪，内伤饮食情志，病后体虚，阴阳气血不足等。本病病位在大肠，并与脾胃肺肝肾密切相关。脏腑推拿临证治疗常见病机如下。

1. 气滞　忧愁思虑，脾伤气结；或抑郁恼怒，肝郁气滞；或久坐少动，气机不利，均可导致腑气郁滞，通降失常，传导失职，糟粕内停，不得下行，或欲便不出，或出而不畅，或大便干结而成气秘。如《金匮翼·便秘》曰："气秘者，气内滞而物不行也。"

2. 实寒　阴寒积滞，恣食生冷，凝滞胃肠；或外感寒邪，直中肠胃；或过服寒凉，阴寒内结，均可导致阴寒内盛，凝滞胃肠，传导失常，糟粕不行，而成冷秘。如《金匮翼·便秘》曰："冷秘者，寒冷之气，横于肠胃，凝阴固结，阳气不行，津液不通。"

3. 气虚　饮食劳倦，脾胃受损；或素体虚弱，阳气不足；或年老体弱，气虚阳衰；或久病产后，正气未复；或过食生冷，损伤阳气；或苦寒攻伐，伤阳耗气，均可导致气虚阳衰，气虚则大肠传导无力，阳虚则肠道失于温煦，阴寒内结，便下无力，使排便时间延长，形成便秘。如《景岳全书·秘结》曰："凡下焦阳虚，则阳气不行，阳气不行则不能传送，而阴凝于下，此阳虚而阴结也。"

4. 阳虚　肾阳不足则肠道失于温煦，导致便下无力，大便艰涩，则阴寒凝滞，津液不通，影响大肠的传导，而发为便秘。《景岳全书·秘结》："凡下焦阳虚，则阳气不行，阳气不行则不能传送，而阴凝于下，此阳虚而阴结也。"

二、诊查要点

（一）诊断依据

（1）排便间隔时间超过自己的习惯1天以上，或两次排便时间间隔3天以上。

（2）大便粪质干结，排出困难，或欲大便而艰涩不畅。

（3）常伴有腹胀、腹痛、口臭、纳差及神疲乏力、心悸头晕等症状。

（4）本病常有饮食不节、情志内伤、劳倦过度等病史。

（5）便常规、潜血试验、直肠指检和纤维结肠镜等有关检查，有助于诊断。

（二）鉴别诊断

1. 积聚　二者均可在腹部出现包块。但便秘者，常出现在左下腹，而积聚的包块在腹部各处均可出现；便秘多可扪及条索状物，积聚则形状不定；便秘之包块排便后消失，积聚之包块则与排便无关。

2. 肠结　二者皆为大便秘结不通。但肠结多为急病，因大肠通降受阻所致，表现为腹部疼痛拒按，大便完全不通，且无矢气和肠鸣音，严重者可吐出粪便。便秘多为慢性久病，因大肠传导失常所致，表现为腹部胀满，大便干结艰行，可有矢气和肠鸣音，或有恶心欲吐，食纳减少。

三、脏腑推拿治疗

（一）治疗原则

便秘治疗应以通腑为主，但决不可单纯用泻法，应针对不同的病因辨证施治。气秘者，宜理气导滞；气虚者，宜益气润肠；冷秘者，宜温里散寒；阳虚秘者，宜温补阳气。

（二）辨证施治

1. 气秘

【症状】 大便干结，或不甚干结，欲便不得出，或便而不爽，肠鸣矢气，腹中胀痛，嗳气频作，纳食减少，胸胁满闷，舌苔薄腻，脉弦。

【证候分析】 情志失和，肝脾之气郁结，气机壅滞，则嗳气频作，胸胁满闷。脾气不运则纳食减少，气机郁滞失于宣达，传导失职，糟粕内停，故欲便不得出，甚则腹中胀痛。舌苔薄腻，脉弦乃肝脾之气不和，内有湿滞之证。

【治法】 疏肝理气，导滞通便。

【操作】

（1）操作部位：任脉、带脉、足太阳膀胱经在背部循行区域、足厥阴肝经及足太阴脾经在腹部的循行区域、胁肋部；巨阙、阑门、梁门、石关、水分、太乙、中极、天枢、大横、神阙、中府、云门、期门、章门、太冲、肝俞、胆俞、脾俞、胃俞、三焦俞、肾俞、气海俞、大肠俞穴。

（2）操作手法：迎法、捺法、送揉法、一指禅推法、掌运法、擦法、捏脊法。

（3）操作步骤

1）迎法施于巨阙穴同时捺泻法施于阑门穴，30 次/分，共 1min；迎法施于左梁门、右石关穴同时捺泻法施于水分、太乙、中极、天枢、大横穴，40 次/分，每穴 0.5min。

2）送揉法顺时针施于全腹，30 次/分，共 2min，以气动肠鸣为佳。

3）一指禅推法施于肝经、脾经在腹部循行区域，逆经方向，每侧各 5 次。

4）掌运法施于神阙穴一线，20 次/分，共 1min。

5）捺调法施于中府、云门、期门、章门、太冲穴，30 次/分，每穴 0.5min。

6）擦法施于胁肋部，共 0.5min，以皮肤透热为宜。

7）捏脊法施于膀胱经（肝俞至大肠俞穴为主），每侧各 3 次，以局部胀痛为度。

1）～6）取仰卧位；7）取俯卧位。

【解析】 气秘一证，因忧愁思虑过度，或久坐少动，每致气机郁滞，大肠传导失职，糟粕内停，而致大便秘结。迎巨阙穴同时捺泻阑门穴可以疏泄肠道气机；迎左梁门、右石关穴以畅中焦气机，捺泻水分、太乙穴可分利水湿；捺泻中极、天枢、大横穴以畅通腑气，行气导滞；一指禅推法施于肝经、脾经在腹部循行区域，配合擦胁肋部以疏肝理气；捺调中府、云门穴以宽胸理气；捺调期门、章门、太冲穴以疏肝理脾；顺时针送揉全腹，配合掌运神阙一线可增强肠道传导功能，运肠导滞通便；捏脊法重点作用于肝俞至大肠俞穴，俞募相配，共奏理气导滞之功。

2. 冷秘

【症状】 大便艰涩，腹痛拘急，胀满拒按，胁下偏痛，手足不温，呃逆呕吐，舌苔白腻，脉弦紧。

【证候分析】 恣食生冷，致阴寒凝滞，气机不畅，胃失和降，大肠传导失司，故大便艰涩，腹痛拘急，胀满拒按，胁下偏痛，呃逆呕吐；寒为阴邪，故手足不温；舌苔白腻，脉弦紧为阴寒之象。

【治法】 温里散寒，通便止痛。

【操作】

（1）操作部位：冲脉、任脉、带脉、足太阳膀胱经在背部循行区域；下脘、巨阙、阑门、梁门、石关、水分、太乙、中极、天枢、大横、足三里、上巨虚、下巨虚、梁丘、神阙、肝俞、胆俞、脾俞、胃俞、三焦俞、肾俞、气海俞、大肠俞穴。

（2）操作手法：层按法、迎法、捺法、选揉法、掌运法、通腑法、捏脊法、擦法。

（3）操作步骤

1）层按带法之泻中带补法施于下脘穴，按提各 1.5min，各层停留 2min，以气动肠通感为佳。

2）迎法施于巨阙穴同时捺泻法施于阑门穴，40 次/分，共 1min。

3）迎法施于左梁门、右石关穴同时捺泻法施于水分、太乙、中极、天枢、大横穴，35 次/分，每穴 0.5min。

4）捺调法施于足三里、上巨虚、下巨虚、梁丘穴，25 次/分，每穴 0.5min。

5）选揉法顺时针施于全腹，25 次/分，共 2min。

6）掌运法施于神阙穴一线，20 次/分，共 1min。

7）通腑法施于腹部，10 次。

8）捏脊法施于膀胱经（肝俞至大肠俞穴为主），每侧各 3 次，以局部胀痛为度。

9）擦法施于膀胱经，共 1min，以皮肤透热为宜。

1）～7）取仰卧位；8）～9）取俯卧位。

【解析】　阴寒内盛，凝滞胃肠，胃肠气机不畅。层按泻中带补法作用于下脘穴以调畅下焦气机，温里散寒，具有泻而不伤正，补而不滞的特点；迎巨阙穴同时捺泻阑门穴以畅中焦；迎左梁门、右石关穴以和中，捺泻水分、太乙、中极、天枢、大横穴可调肠腑气机，行气导滞；捺调远端足三里、上巨虚、下巨虚、梁丘穴，远近配合，可加强脾胃运化；顺时针选揉全腹直接刺激有形脏腑，增强大肠传导功能，助大便排出；掌运神阙一线以加强行气导滞，通调腑气之效；通腑法以助温阳驱寒；捏脊法施于膀胱经肝俞至大肠俞穴，配合擦膀胱经，以振奋阳气，温阳散寒。

3. 气虚秘

【症状】　大便不畅并不干结，虽有便意但临厕努挣，排出困难，便后乏力，胃脘痞满纳少，腹部坠胀，汗出气短，面白神疲，肢倦懒言，舌淡苔白，脉细弱。

【证候分析】　气虚则肺脾功能受累，肺与大肠相表里，肺气虚则大肠传送无力，虽有便意但临厕努挣，排出困难，大便不畅并不干结；肺卫不固，腠理疏松，故汗出气短；脾虚则健运无权，精微不化，故面白神疲，肢倦懒言。舌淡苔白，脉细弱，便后乏力均属气虚之象。

【治法】　补益脾肺，通肠助便。

【操作】

（1）操作部位：冲脉、任脉、足太阳膀胱经在背部循行区域；上脘、气海、巨阙、建里、中府、云门、膻中、天枢、足三里、梁丘、八髎、肺俞、厥阴俞、心俞、督俞、膈俞、肝俞、胆俞、脾俞、胃俞、三焦俞、肾俞、气海俞、大肠俞穴。

（2）操作手法：层按法、指振法、迎法、捺法、选揉法、擦法、捏脊法。

（3）操作步骤

1）层按提法施于上脘穴，按提各 2min，各层停留 1min，以下肢热胀为度。

2）指振法施于气海穴，共 1min。

3）迎法施于巨阙穴同时捺补法施于建里穴，25 次/分，共 1min，以胃肠气通感为佳。

4）捺调法施于中府、云门、膻中、天枢、足三里、梁丘穴，30 次/分，每穴 0.5min。

5）迭揉法顺时针施于全腹，25 次/分，共 2min，以胃肠气通感为佳。

6）横擦法施于八髎穴，共 0.5min，以皮肤透热为宜。

7）捏脊法施于膀胱经（肺俞至大肠俞穴为主），每侧各 3 次，以局部胀痛为度。

1）～5）取仰卧位；6）～7）取俯卧位。

【解析】 肺脾气虚，大肠传导无力，糟粕内停而发生气虚便秘。层按提法施于上脘穴以调理上焦气机，补益肺气，配合指振法施于气海穴可健脾益气，二者合用以补益肺脾之气；迎巨阙穴同时捺补建里穴以助脾健运；捺调中府、云门、膻中穴以宽胸理气；捺调天枢、足三里、梁丘穴以行气导滞，通肠助便；顺时针迭揉全腹直接刺激有形脏腑，运肠通便；横擦八髎穴，配合捏脊肺俞至大肠俞穴可激发先天阳气，调节相应脏腑功能，增强通肠之力。

4. 阳虚秘

【症状】 大便干或不干，排出困难，小便清长，面色㿠白，四肢不温，腹中冷痛，或腰膝酸冷，舌淡苔白，脉沉迟。

【证候分析】 素体虚弱，或病后、产后及年老体虚之人，肾阳不足，阴寒凝滞，津液不通，大肠传导失司，故大便排出困难；肾与膀胱相表里，膀胱气化不利，津液不布，故小便清长；阳虚则寒，气血运行不畅，故面色㿠白，四肢不温，腹中冷痛，或腰膝酸冷；舌淡苔白，脉沉迟皆为阳虚之象。

【治法】 温阳通便。

【操作】

（1）操作部位：冲脉、任脉、督脉、足太阳膀胱经在背部循行区域；关元、神阙、气海、天枢、足三里、上巨虚、下巨虚、梁丘、脾俞、胃俞、三焦俞、气海俞、大肠俞、肾俞、命门、八髎穴。

（2）操作手法：层按法、团摩法、指振法、捺法、迭揉法、按揉法、擦法。

（3）操作步骤

1）层按提法施于关元穴，按提各 2min，各层停留 1min，以下肢热胀为度。

2）团摩法施于中腹部（以神阙穴为中心），15 圈/分，共 2min。

3）指振法施于气海、天枢穴，每穴 1min。

4）捺调法施于足三里、上巨虚、下巨虚、梁丘穴，30 次/分，每穴 0.5min。

5）迭揉法顺时针施于全腹，25 次/分，共 2min，以胃肠气通感为佳。

6）按揉法施于膀胱经（脾俞至大肠俞穴为主），每侧各 2min，以局部酸胀为度。

7）横擦法施于肾俞、命门及八髎穴，共 0.5min，以皮肤透热为宜。

8）擦法施于督脉，共 1min，以皮肤透热为宜。

1）～5）取仰卧位；6）～8）取俯卧位。

【解析】 阳气虚衰，阴寒凝结，津液不通，大肠传导失司。层按提法作用于关元穴可温补元阳以治本，使补而不滞；团摩神阙穴可温通下元，疏理气机，以助进一步培补阳气；指振气海、天枢穴以调畅肠腑气机，使阳气渐复，阴寒消散；捺调足三里、上巨虚、下巨虚、梁丘穴可健脾和胃，行气导滞；顺时针迭揉全腹以宽肠下气；按揉两侧脾俞至大肠俞穴以调理中下焦气机，助大肠传导；横擦肾俞、命门及八髎穴，配合擦督脉以补益肾阳，振奋元阳，加强温阳通便之功。

第四节 呃 逆

呃逆是指胃气上逆动膈，以气逆上冲，喉间呃呃连声，声短而频，难以自制为主要表现的病证。

西医学中单纯膈肌痉挛，其他疾病如胃肠神经官能症、胃炎、胃扩张、胸腹腔肿瘤、肝硬化晚期、脑血管病、尿毒症，以及胸腹手术后等所引起的膈肌痉挛，属于中医学呃逆范畴，均可参考本节辨证施术。

一、病 因 病 机

呃逆的病因多由饮食不当、情志不遂和正气亏虚等所致。胃失和降，气逆动膈是呃逆的主要病机。脏腑推拿临证治疗常见病机如下。

1. 胃中寒冷 饮食不节，如过食生冷或寒凉药物，寒气蕴蓄中焦，胃阳被遏，胃失通降，胃气上逆而动于膈，导致呃逆。《丹溪心法·咳逆》云："咳逆为病，古谓之哕，近谓之呃，乃胃寒所生，寒气自逆而呃上。"

2. 气机郁滞 恼怒太过而伤肝，肝气不舒，气机不畅，则肝气横逆犯胃，逆气动膈；或忧愁思虑过度而伤脾，或情志不遂，肝郁克脾，致脾失健运，滋生痰浊；或体内素有痰饮内停，复因情志不畅而致气逆，逆气挟痰动膈，皆可发生呃逆。《证治准绳·呃逆》中有"暴怒气逆而发生呃逆"的记载。

3. 脾胃阳虚 劳累太过，耗伤中气，或年高体弱，久病久痢，以致脾胃阳衰，清气不升，浊气不降，致胃气上逆动膈，发生呃逆。如《证治汇补·呃逆》云："伤寒及滞下后，老人，虚人，妇人产后，多有呃证者，皆病深之候也。"

二、诊 查 要 点

（一）诊断依据

（1）以气逆上冲，喉间呃呃连声，声短而频，不能自止为主症，其呃声或高或低，或疏或密，间歇时间不定。

（2）常伴有胸膈痞闷，脘中不适，情绪不安等症状。

（3）多有受凉、饮食不调、情志不畅等诱发原因，起病多较急。

（4）呃逆控制后，作胃肠钡剂 X 线透视及内镜等检查，有助于诊断。

（二）鉴别诊断

1. 嗳气 乃胃气阻郁，气逆于上，冲咽而出，发出沉缓的嗳气声，常伴酸腐气味，食后多发，即"饱食之息"。与喉间气逆而发出的呃呃之声不难区分。

2. 干呕 属于有声无物的呕吐，乃胃气上逆，冲咽而出，发出呕吐之声。呃逆则气从膈间上逆，气冲喉间，呃呃连声，声短而频，不能自制。

三、脏腑推拿治疗

（一）治疗原则

呃逆一证，总由胃气上逆动膈而成，所以理气和胃、降逆止呃为基本治法。但应分清寒热虚实，在辨证的基础上和胃降逆止呃。胃寒者，宜温中散寒；气机郁滞者，宜理气解郁；脾胃阳虚者，宜温补脾胃。

（二）辨证施治

1. 胃中寒冷证

【症状】 呃声沉缓有力，膈间及胃脘不舒，得热则减，遇寒愈甚，进食减少，喜食热饮，口淡不渴，舌质淡红，苔薄白而润，脉迟缓。

【证候分析】 进食过快，过食生冷，或滥服寒凉药物，胃中寒气内蕴，折损阳气，胃失和降，上逆动膈，故呃声沉缓有力，膈间及胃脘不舒，进食减少；寒为阴邪，得阳则散，故得热则减，遇寒愈甚，喜食热饮，口淡不渴；舌质淡红，苔薄白而润，脉迟缓，皆为寒邪内阻，凝聚气机之象。

【治法】 温中散寒，降逆止呃。

【操作】

（1）操作部位：冲脉、任脉、足太阳膀胱经在背部循行区域；中脘、巨阙、阑门、合谷、内关、中冲、神阙、天突、璇玑、华盖、紫宫、玉堂、膻中、中庭、鸠尾、巨阙、膈俞、肝俞、胆俞、脾俞、胃俞、三焦俞、肾俞穴。

（2）操作手法：层按法、掌振法、迎法、捺法、掐法、团摩法、擦法。

（3）操作步骤

1）层按提法施于中脘穴，按提各 1min，各层停留 1min，以腹部微热为度。

2）掌振法施于神阙穴，共 2min，以腹部微热为度。

3）迎法施于巨阙穴同时捺调法施于阑门穴，30 次/分，共 1min，以胃脘气通感为佳。

4）掐法施于合谷、内关、中冲穴，每穴 1min。

5）团摩法施于中腹部（以神阙穴为中心），15 圈/分，共 2min。

6）擦法施于天突至巨阙穴，共 1min，以皮肤透热为宜。

7）擦法施于膀胱经（膈俞至肾俞穴为主），共 1min，以皮肤透热为宜。

1）～6）取仰卧位；7）取俯卧位。

【解析】 寒蓄中焦，气机不利，胃气上逆。层按提法施于中脘穴可温补脾胃，健运中焦；掌振神阙穴以振奋元阳，温里散寒；团摩神阙穴以助温补阳气，祛除阴寒；迎巨阙穴同时捺调阑门穴以通调胃肠气机，和胃降逆；掐合谷、内关穴以升阳降浊；掐中冲穴可刺激井穴，促进经气运行，降逆止呃；擦天突至巨阙穴以行气降逆；擦膀胱经膈俞至肾俞穴以调畅气机，振奋阳气，降逆止呃。

2. 气机郁滞证

【症状】 呃逆连声，多因抑郁恼怒等情志因素而诱发或加重，胸胁胀满，嗳气频频，纳减，肠鸣矢气，苔薄白，脉弦。

【证候分析】 情志抑郁，恼怒伤肝，肝气郁结，横逆犯胃，逆气动膈，呃逆连声，嗳气频频，多因抑郁恼怒等情志因素而诱发或加重，胁肋为肝经循行所过，故伴胸胁胀满；木旺克土，脾胃不和，故纳减，肠鸣矢气；苔薄白，脉弦为气机郁滞之象。

【治法】 疏肝理气，降逆止呃。

【操作】

（1）操作部位：冲脉、任脉、带脉、足太阳膀胱经在背部循行区域；上脘、巨阙、阑门、梁门、石关、太乙、中极、中府、云门、气海、建里、带脉、合谷、内关、中冲、膈俞、肝俞、胆俞、脾俞、胃俞、三焦俞、肾俞、气海俞、大肠俞穴。

（2）操作手法：层按法、迎法、捺法、提拿法、通任脉法、拨按法、掐法、捏脊法。

（3）操作步骤

1）层按散法施于上脘穴，按提各 1min，各层停留 3min，以胃肠气动感为度。

2）迎法施于巨阙穴同时捺泻法施于阑门穴，40 次/分，共 1min，以胃肠气通感为佳。

3）迎法施于左梁门、右石关穴同时捺泻法施于太乙、中极穴，40 次/分，共 1min。

4）捺调法施于中府、云门穴，30 次/分，每穴 0.5min。

5）提拿法同时施于气海、建里穴，1 次，以胸腹气通感为佳。

6）通任脉法，10 次。

7）拨按法施于带脉穴，3 次，以局部胀痛为度。

8）掐法施于合谷、内关、中冲穴，每穴 0.5min。以局部酸胀为度。

9）捏脊法施于膀胱经（膈俞至大肠俞穴为主），每侧各 3 次，以局部胀痛为度。

1）～8）取仰卧位；9）取俯卧位。

【解析】 肝气郁滞，横逆犯胃，胃气上逆。层按散法作用于上脘穴以疏肝理气；迎巨阙穴同时捺泻阑门穴以调畅中焦气机；迎左梁门、右石关穴，捺泻太乙、中极穴以通利下焦气机；捺调中府、云门穴以调节上焦气机，宽胸理气；提拿气海、建里穴可畅运中下焦；通任脉以助疏肝解郁；掐合谷、内关、中冲穴以升阳降浊，降逆止呃；拨按带脉穴以通调气血；捏脊法作用于膈俞至大肠俞穴，俞募相配，调畅全身气机，使气机升降如常。

3. 脾胃阳虚证

【症状】 呃声低沉无力，气不得续，泛吐清水，脘腹不适，喜温喜按，面色苍白，体倦肢冷，食少乏力，大便溏薄，舌质淡，苔薄白，脉沉细弱。

【证候分析】 脾胃阳虚，胃络失于温养，胃失和降，故脘腹不适，呃声低沉无力，气不得续；中阳亏虚，水饮不化而上泛，故泛吐清水；寒得温而散，气得按而行，故喜温喜按；胃中虚寒，无力受纳、腐熟水谷，气血生化乏源，故面色苍白，食少乏力，大便溏薄；阳虚则寒，故体倦肢冷。舌质淡，苔薄白，脉沉细弱皆为阳虚之象。

【治法】 温补脾胃，降逆止呃。

【操作】

（1）操作部位：冲脉、任脉、足太阳膀胱经在背部循行区域、足阳明胃经在腹部循行区域；中脘、关元、气海、神阙、膻中、中庭、鸠尾、巨阙、上脘、建里、下脘、足三里、梁丘、上巨虚、膈俞、肝俞、胆俞、脾俞、胃俞、三焦俞、肾俞、气海俞、大肠俞、关元俞、肩井穴。

（2）操作手法：层按法、指振法、团摩法、一指禅推法、指揉法、捏脊法、提拿法。

（3）操作步骤

1）层按提法施于中脘穴，按提各 2min，各层停留 2min，以下肢热胀为度。

2）指振法施于关元、气海穴，每穴 1min，以腹部微热为度。

3）团摩法施于中腹部（以神阙穴为中心），15 圈/分，共 2min。

4）一指禅推法施于膻中至下脘穴、胃经在腹部循行区域，顺经方向，各 5 次。

5）指揉法施于足三里、梁丘、上巨虚穴，每侧各 2min，以局部酸胀为度。

6）捏脊法施于膀胱经（膈俞至关元俞穴为主），每侧各 3 次，以局部胀痛为度。

7）提拿法施于肩井穴，1 次，以局部胀痛为度。

1）～5）取仰卧位；6）～7）取俯卧位。

【解析】 中阳不足，胃失和降，虚气上逆。层按提法作用于中脘穴以温补脾胃；指振关元、气海穴以振奋元阳，补益中阳，调畅气机；团摩神阙穴以温阳散寒；指揉足三里、梁丘、上巨虚穴以健脾益气，加强温补脾胃之功；胃气主降，一指禅推膻中至下脘穴及胃经在腹部循行区域，以助通降胃气，降逆止呃；捏脊法施于膀胱经膈俞至关元俞穴，可振奋全身阳气；提拿肩井穴以宣散气血，温通阳气。

第五节 感 冒

感冒是指感受触冒风邪，邪犯卫表而导致的常见外感疾病，临床表现以鼻塞、流涕、喷嚏、咳嗽、头痛、恶寒、发热、全身不适、脉浮为主要特征。

西医学中普通感冒、流行性感冒及其他上呼吸道感染而表现感冒特征者，均可参考本节辨证施术。

一、病 因 病 机

感冒是因六淫、时行之邪，侵袭肺卫，以致卫表不和，肺失宣降而为病。脏腑推拿临证治疗常见病机如下。

1. 风寒束表 气候突变，冷热失常之时，六淫、时行病毒侵袭人体。以风邪为主因，因风为六淫之首，流动于四时之中，如《仁斋直指方论·诸风》："感冒风邪，发热头痛，咳嗽声重，涕唾稠黏。"《素问·骨空论》说："风者百病之始也……风从外入，令人振寒，汗出头痛，身重恶寒。"《素问·风论》说："风之伤人也，或为寒热。"在不同季节，风邪往往与当令之气相合伤人，秋冬寒冷之季，风与寒合，外感风寒之邪，风寒外束，卫阳被郁，腠理闭塞，肺气不宣，发为风寒感冒。

2. 风热犯表 春夏温暖之时，风与热合，外感风热之邪，风热犯表，热郁肌腠，卫表失和，肺失清肃，发为风热感冒。《诸病源候论·风热候》："风热之气，先从皮毛入于肺也……其状使人恶风寒战，目欲脱，涕唾出……有青黄脓涕。"

3. 气虚感冒 《灵枢·百病始生》曰："风雨寒热，不得虚邪，不能独伤人。"阳气虚者，气虚卫弱，感邪多从寒化，且易感受风寒之邪，气虚无力达邪，即为气虚感冒。

二、诊 查 要 点

（一）诊断依据

（1）初起以卫表和鼻咽症状为主，先见鼻咽不适、鼻塞、流涕、喷嚏、恶寒、发热、头痛等。由于风邪有夹暑、夹湿、夹燥的不同，还可见相关症状。

（2）时行感冒呈流行性发病，在同一时期发病人数剧增，且病证相似，多突然起病，恶寒、发热（多为高热）、周身酸痛、疲乏无力，病情一般较普通感冒为重。

（3）起病较急，病程较短，病程一般 3～7 日，普通感冒一般不传变。时行感冒可传变入里，或变生他病。

（4）四季皆可发病，以冬、春季为多。

（5）血白细胞计数及分类检查，胸部 X 线检查等有助于诊断。

（二）鉴别诊断

1. 温病、早期温病　温病病情较重，咳嗽声重，甚咳则胸痛，或咳铁锈色痰，甚至高热寒战，服解表药后热虽暂退，但旋即又起，多有传变入里，甚则神昏、谵妄、惊厥等。但感冒一般病势轻微，不发热或发热不高，少有病势传变，服解表药后多能汗出热退，病程短，预后良。

2. 时行感冒　普通感冒肺卫症状明显，呈散发性发病，但病情轻，全身症状轻，少有传变；时行感冒呈流行性发病，病情重，传染性强，肺系症状较轻而全身症状较重，并可以发生传变入里，合并或继发它病。

三、脏腑推拿治疗

（一）治疗原则

《素问·阴阳应象大论》云："其在皮者，汗而发之。"感冒病位在卫表肺系，治疗以解表达邪为原则。风寒感冒者，治宜辛温解表，宣肺散寒；风热感冒者，治宜辛凉解表，宣肺清热；气虚感冒者，治宜益气解表，扶正以祛邪，不可发散，以免伤正。

（二）辨证施治

1. 风寒束表证

【症状】　恶寒重，发热轻，无汗，头痛，肢节酸痛，鼻塞声重，时流清涕，喉痒，咳嗽，痰吐稀薄色白，舌苔薄白，脉浮或浮紧。

【证候分析】　风寒袭表，卫阳被遏，不能温煦肌表，则恶寒重；卫阳抗邪，阳气浮郁在表，由于不能制约外寒，则见发热轻；寒性收引，腠理闭塞，故见无汗；风寒犯表，经气不利，故头身、肢节酸痛；肺气失宣，鼻咽不利，则鼻塞声重、流清清涕、喉痒；肺气被束，失于宣降而上逆，则为咳嗽；肺津不布，聚成痰饮，故咯痰色白质稀；舌苔薄白，脉浮紧为感受风寒之邪。

【治法】　辛温解表，宣肺散寒。

【操作】

（1）操作部位：冲脉、任脉、督脉、足太阳膀胱经在背部循行区域；上脘、印堂、太阳、迎香、合谷、外关、中府、膻中、风池、风府、风门、列缺、大椎、陶道、身柱、神道、灵台、至阳、筋缩、中枢、脊中、悬枢、命门、腰阳关、腰俞、长强、肩井穴。

（2）操作手法：层按法、指揉法、捺法、擦法、捏脊法、提拿法。

（3）操作步骤

1）层按散法施于上脘穴，按提各 1min，各层停留 2min，以下肢凉麻胀为度。

2）指揉法施于印堂、太阳、迎香、合谷、外关、列缺穴，每穴 0.5min，以局部酸胀为度。

3）捺调法施于中府、膻中、风池、风府、风门穴，30 次/分，每穴 0.5min。

4）擦法施于督脉（大椎至长强穴为主），共 0.5min，以皮肤透热为宜。

5）捏脊法施于膀胱经，每侧各 3 次，以局部胀痛为度。

6）提拿法施于肩井穴，1 次，以局部胀痛为度。

1）～3）取仰卧位；4）～6）取俯卧位。

【解析】外邪从口鼻、皮毛侵入，肺卫不和，阳气困遏，失于宣肃，孔窍闭塞。层按散法施于上脘穴，以通调上焦肺卫之气机，散解郁遏之外邪；指揉印堂、太阳、迎香穴以开达孔窍，透邪散寒；远端循经取穴，指揉合谷、外关、列缺穴，以驱散头面部风寒之邪；捺调中府、膻中穴以宽胸理气；捺调风池、风府、风门穴以祛风散寒解肌；擦督脉以振奋阳气，驱寒外出；膀胱经循行背部，捏脊可以调和营卫，解痉散寒；提拿肩井穴以促进一身气血运行，振奋机体阳气。

2. 风热犯表证

【症状】 发热，微恶风寒，或有汗，鼻塞喷嚏，流稠涕，咽喉疼痛，咳嗽痰稠，舌苔薄黄，脉浮数。

【证候分析】 风热袭表，卫气抗邪，阳气浮郁于表，故有发热；卫气被遏，肌表失于温煦，故微恶风寒；肺气失宣，鼻窍不利，津液为热邪所灼，故鼻塞流浊涕；风热上扰，咽喉不利，故咽喉肿痛；风热袭肺，肺失清肃，肺气上逆，故咳嗽；风热熏蒸，津气敷布失常，故咳痰稠；舌尖红，苔薄黄，脉浮数为风热袭表犯肺之征。

【治法】 辛凉解表，宣肺清热。

【操作】

（1）操作部位：任脉、督脉、足太阳膀胱经在背部循行区域；印堂、百会、太阳、攒竹、巨阙、阑门、建里、气海、中府、膻中、云门、天突、缺盆、风池、风府、风门、曲池、合谷、外关、肺俞、厥阴俞、心俞、督俞、膈俞、肝俞、胆俞、脾俞、胃俞、三焦俞、肾俞、大椎、陶道、身柱、神道、灵台、至阳、筋缩、中枢、脊中、悬枢、命门、腰阳关、腰俞、长强、肩井穴。

（2）操作手法：一指禅推法、迎法、捺法、提拿法、指揉法、掌揉法、擦法。

（3）操作步骤

1）一指禅推法施于印堂、百会、太阳、攒竹穴，每穴 1min，以局部酸胀为度。

2）迎法施于巨阙穴同时捺调法施于阑门穴，30 次/分，共 1min。

3）提拿法同时施于建里、气海穴，1 次，以胸腹气通感为佳。

4）捺调法施于中府、膻中、云门、天突、缺盆穴，30 次/分，每穴 0.5min。

5）指揉法施于风池、风府、风门、曲池、合谷、外关穴，每穴 0.5min，以局部酸胀为度。

6）提拿法施于肩井穴，1 次，以局部胀痛为度。

7）掌揉法施于膀胱经（肺俞至肾俞穴为主），每侧各 1min，以局部酸胀为度。

8）擦法施于督脉（大椎至长强穴为主），共 0.5min，以皮肤透热为宜。

1）～5）取仰卧位；6）～8）取俯卧位。

【解析】 风热外邪侵袭或寒邪化热，肺卫失宣。印堂、百会、太阳、攒竹为诸阳经分布于头面部关窍之穴位，施以一指禅推法可明目通鼻，疏风清热；迎巨阙穴以防气机上逆，捺调阑门穴既可宣发上焦之邪，开通孔窍，又可通腑降浊；提拿建里、气海穴泻大肠以降肺火；捺调中府、膻中、云门穴以调理肺气；捺调天突、缺盆穴以止咳；指揉风池、风府、风门穴以祛风散邪；指揉曲池、合谷、外关穴以疏散机体风热之邪；提拿肩井穴可以促进一身气血运行；掌揉膀胱经肺俞至肾俞穴以疏解膀胱经郁热；擦督脉大椎至长强穴以疏散在表风热之邪。

3. 气虚感冒

【症状】 素体气虚者易反复感冒，感冒则恶寒较重，或发热，热势不高，鼻塞流涕，乏力气短，咳嗽咯痰无力，舌质淡苔薄白，脉浮无力。

【证候分析】 素体气虚，卫表不固，腠理疏松，风寒之邪乘虚犯表，故反复感冒。气有温煦作用，气虚故恶寒较重，正气鼓邪外出，正邪交争故发热，热势不高。肺气失宣，鼻咽不利，则鼻塞流涕。素体虚弱，正气不足，故见乏力气短，咳嗽咯痰无力，舌质淡苔薄白，脉浮无力。

【治法】 益气解表。

【操作】

（1）操作部位：任脉、督脉、足太阳膀胱经在背部循行区域；神阙、气海、中府、膻中、云门、上星、囟会、前顶、百会、后顶、强间、脑户、风府、风池、印堂、合谷、足三里、迎香、太阳、大椎、陶道、身柱、神道、灵台、至阳、筋缩、中枢、脊中、悬枢、命门、腰阳关、腰俞、长强、肺俞、厥阴俞、心俞、督俞、膈俞、肝俞、胆俞、脾俞、胃俞、三焦俞、肾俞、气海俞、大肠俞穴。

（2）操作手法：掌振法、旋揉法、捺法、一指禅推法、指揉法、捏脊法。

（3）操作步骤

1）掌振法施于神阙穴，共 1min，以腹部微热为度。

2）旋揉法逆时针施于下腹部（以气海穴为中心），15 次/分，共 2min。

3）捺调法施于中府、膻中、云门穴，30 次/分，每穴 0.5min。

4）一指禅推法施于上星至风府穴，逆经方向，5 次。

5）指揉法施于风池、印堂、合谷、足三里、迎香、太阳穴，每穴 0.5min，以局部酸胀为度。

6）捏脊法施于督脉（大椎至长强穴为主），3 次；施于膀胱经（肺俞至大肠俞穴为主），每侧各 3 次，以局部胀痛为度。

1）～5）取仰卧位；6）取俯卧位。

【解析】 体虚之人，正气不足，卫外不固，外邪乘虚而入，侵犯上焦肺卫，肺卫失和，则发为外感病。掌振神阙穴以温阳散寒，调脉补虚，宣肺纳气；以气海穴为中心逆时针旋揉腹部以温煦脏腑，滋润周身，益气解表，补中寓通；捺调中府、膻中、云门穴以调补肺气，宣肺止咳；一指禅推上星至风府穴以驱除头窍之风邪；指揉风池穴以祛风散寒；指揉印堂、合谷、迎香、太阳穴以祛除头面部风邪，通鼻明目；指揉足三里穴以调达胃气，补虚培元；捏脊法施于督脉以调和营卫，振奋阳气，施于膀胱经以解表散寒。

第六节　咳　嗽

咳嗽是指外感或内伤等因素，导致肺失宣肃，肺气上逆，发出咳声或咳吐痰液为临床特征的一种病证。有声无痰称为咳，有痰无声称为嗽，临床上多痰声并见，难以截然分开，故以咳嗽并称。

西医学的上呼吸道感染、支气管扩张、支气管炎、肺炎等以咳嗽为主症者可参考本节辨证施术，兼见咳嗽的其他疾病，亦可参考本节施治。

一、病因病机

咳嗽的病因有外感、内伤两大类。外感咳嗽为六淫外邪侵袭肺系；内伤咳嗽为脏腑功能失调，内邪干肺。不论邪从外入，或自内而发，均可引起肺失宣肃，肺气上逆作咳。脏腑推拿临证治疗常见病机如下。

1. 风寒袭肺 多因起居不慎，寒温失宜，或过度疲劳，肺的卫外功能减退或失调，以致在天气冷热失常，气候突变的情况下，外感风寒之邪，从口鼻或皮毛而入，侵袭肺系，肺气失宣，津液凝滞，发为风寒咳嗽。

2. 痰湿蕴肺 平素脾运不健，饮食精微不归正化，脾虚生湿；或因过食肥甘辛辣炙煿，酿湿生痰，肺脉连胃，痰浊上干，上渍于肺，壅遏肺气，乃生痰湿咳嗽，所谓"脾为生痰之源，肺为贮痰之器"。

3. 肝火犯肺 情志不遂，郁怒伤肝，肝失条达，气机不畅，日久气郁化火，因肝脉布胁而上注于肺，故气火循经犯肺，乃生咳嗽。

二、诊查要点

（一）诊断依据

（1）以咳嗽或咯痰为主要临床症状。

（2）应询问病史的新久，起病的缓急，是否兼有表证，判断外感或内伤。外感咳嗽，起病急，病程短，常伴肺卫表证。内伤咳嗽，常反复发作，病程长，多伴其他兼证。

（3）可结合血常规、血沉、痰培养、胸部X线摄片等检查以协助诊断。

（二）鉴别诊断

1. 喘证 兼见咳嗽，但以喘为其主要的临床表现，主要表现为呼吸困难，甚至张口抬肩，鼻翼煽动，不能平卧。

2. 肺胀 常伴有咳嗽症状，但肺胀有久患咳、哮、喘等的病史，除咳嗽症状外，还有喘息气促，胸部膨满，唇甲发绀，心悸浮肿等症，病情缠绵，迁延难愈。

三、脏腑推拿治疗

（一）治疗原则

咳嗽的治疗应分清邪正虚实。外感咳嗽，为邪气侵肺，多为实证，故治疗以祛邪利肺为原则，风寒袭肺者，治宜疏风散寒，宣肺止咳。内伤咳嗽，多属邪实正虚，标实为主者，治疗以祛邪止咳为原则，痰湿蕴肺者，治宜燥湿化痰，理气止咳；肝火犯肺者，治宜清肝泻火，化痰止咳。

（二）辨证施治

1. 风寒袭肺证

【症状】 咳声重浊，气急，喉痒，咯痰稀薄色白，常伴鼻塞，流清涕，恶寒发热，无汗等表证，舌苔薄白，脉浮或浮紧。

【证候分析】 风寒袭表，肺气被束，失于宣降而上逆，则为咳嗽、声重；肺气失宣，鼻咽不利，故见气急、鼻塞、流清涕、喉痒；肺津不布，聚成痰饮，故咯痰色白质稀；风寒袭表，卫阳被遏，不能温煦肌表，则恶寒；卫阳抗邪，阳气浮郁在表，则见发热；寒性收引，腠理闭塞，故见无汗；舌苔薄白，脉浮紧为感受风寒之邪。

【治法】 疏风散寒，宣肺止咳。

【操作】

（1）操作部位：冲脉、任脉、足太阳膀胱经在背部循行区域；上脘、中府、天突、缺盆、膻中、太渊、风池、风门、璇玑、华盖、紫宫、玉堂、膻中、中庭、鸠尾、巨阙、神阙、肺俞、大杼、大椎穴。

（2）操作手法：层按法、捺法、指揉法、团摩法、一指禅推法、按揉法、捏脊法。

（3）操作步骤

1）层按散法施于上脘穴，按提各 1.5min，各层停留 2min，以下肢麻胀为度。

2）捺调法施于中府、天突、缺盆、膻中穴，30 次/分，每穴 0.5min。

3）指揉法施于太渊、风池、风门穴，每穴 1min，以局部酸胀为度。

4）团摩法施于中腹部（以神阙穴为中心），15 圈/分，共 2min。

5）一指禅推法施于天突至巨阙穴，顺经方向，5 次。

6）按揉法施于肺俞、大杼、大椎穴，每穴 1min，以局部酸胀为度。

7）捏脊法施于膀胱经，每侧各 3 次，以局部胀痛为度。

1）～5）取仰卧位；6）～7）取俯卧位。

【解析】 外邪袭肺，致使肺失宣肃，肺气上逆。层按散法施于上脘穴以通调肺卫气机，散解郁遏外邪；捺调中府、膻中穴以宣通肺气；捺调缺盆、天突穴以宣肺止咳；指揉太渊穴以祛风散寒止咳；指揉风门、风池穴以驱除在表之风邪；团摩神阙穴以振奋机体一身阳气，阳气振奋则寒邪自解；一指禅推天突至巨阙穴以通调肺气，以助恢复宣发肃降功能，促痰涕排出；按揉肺俞、大杼、大椎穴以温通经络，驱除在表之风寒；捏脊以振奋阳气，驱除表寒。

2. 痰湿蕴肺证

【症状】 咳嗽反复发作，尤以晨起咳甚，咳声重浊，痰多，痰黏腻或稠厚成块，色白或带灰色，胸闷气憋，痰出则咳缓、憋闷减轻，常伴体倦，脘痞，腹胀，大便时溏，舌苔白腻，脉濡滑。

【证候分析】 脾失健运，水谷不能化为精微上输以养肺，反而聚为痰浊，上贮于肺，肺气壅塞，上逆为咳，故咳嗽反复发作，晨起咳甚，咯痰色白而黏稠、量多易咯；痰浊凝闭于肺，肺气不利，故胸部满闷，痰出则咳缓、憋闷减轻；脾失健运，水谷不能化为精微故见常伴体倦，脘痞，腹胀，大便时溏；舌苔白腻，脉濡滑为痰湿蕴肺的表现。

【治法】 燥湿化痰，理气止咳。

【操作】

（1）操作部位：任脉、足太阳膀胱经在背部循行区域、胁肋部；中脘、气海、巨阙、阑门、建里、梁门、石关，水分、太乙、丰隆、中府、膻中、天突、缺盆、尺泽、太渊、合谷、风门、肺俞、厥阴俞、心俞、督俞、膈俞、肝俞、胆俞、脾俞、胃俞、三焦俞、肾俞、气海俞、大肠俞、肩井穴。

（2）操作手法：指振法、迎法、捺法、指揉法、擦法、捏脊法、提拿法。

（3）操作步骤

1）指振法施于中脘、气海穴，每穴 1min，以腹部微热为度。

2）迎法施于巨阙穴同时捺泻法施于阑门穴，40 次/分，共 1min；捺补法施于建里穴，25 次/分，共 1min。

3）迎法施于左梁门、右石关穴同时捺调法施于水分、太乙、丰隆穴，35 次/分，每穴 0.5min。

4）捺调法施于中府、膻中、天突、缺盆穴，35 次/分，每穴 0.5min。

5）指揉法施于尺泽、太渊、合谷、风门穴，每穴 1min，以局部酸胀为度。

6）擦法施于胁肋部，共 0.5min，以皮肤透热为宜。

7）捏脊法施于膀胱经（肺俞至大肠俞穴为主），每侧各 3 次，以局部胀痛为度。

8）提拿法施于肩井穴，1 次，以局部胀痛为度。

1）～6）取仰卧位；7）～8）取俯卧位。

【解析】 脾失健运，水湿停聚为痰浊，上贮于肺，肺气壅塞，上逆为咳。指振中脘穴以调理脾胃气机，使水谷得以运化，阻断生痰源头；指振气海穴以振奋中焦气机；迎巨阙穴同时捺泻阑门穴以调畅中焦，捺补建里穴以健脾益气，两穴配合调节中焦，健脾和胃；迎左梁门、右石关穴以理胃气，降胃浊，捺调水分、太乙、丰隆穴以通腑降浊，运化水湿；捺调中府、膻中、天突、缺盆穴以宣肺止咳；指揉尺泽、太渊穴以清热化痰；指揉合谷穴以运化气血上达头部；指揉风门穴以祛风镇咳；擦胁肋部以降气排痰；捏脊以激发经气，调节相应脏腑功能；提拿肩井穴可促进周身气血运行。

3. 肝火犯肺证

【症状】 上气咳逆阵作，咳时面赤，常感痰滞咽喉，咯之难出，量少质黏，或痰如絮状，咳引胸胁胀痛，咽干口苦。症状可随情绪波动而增减。舌红或舌边尖红，舌苔薄黄少津，脉弦数。

【证候分析】 肝火炽盛，上逆犯肺，肺失清肃，则咳嗽阵作；肝火上扰，气血上逆，则面赤；火热灼津，炼液成痰，则痰黏咽喉，咯之难出，量少质黏，或痰如絮状；肝火内郁，经气不畅，则胸胁灼痛，热蒸胆气上逆，则口苦，咽干；由于是肝火引起的咳嗽，故可见症状随情绪波动而增减；舌红，苔薄黄，脉弦数为实火内炽之征。

【治法】 清肝泻火，化痰止咳。

【操作】

（1）操作部位：冲脉、任脉、带脉、足太阳膀胱经在背部循行区域、胁肋部；上脘、阑门、期门、章门、太乙、太冲、中府、太渊、天突、璇玑、华盖、紫宫、玉堂、膻中、中庭、鸠尾、巨阙、缺盆、带脉、大杼、大椎、肺俞、厥阴俞、心俞、督俞、膈俞、肝俞、胆俞、脾俞、胃俞、三焦俞、肾俞、气海俞、大肠俞穴。

（2）操作手法：层按法、迎法、捺法、一指禅推法、擦法、拨按法、按揉法、捏脊法。

（3）操作步骤

1）层按攻法施于上脘穴，按提各 0.5min，各层停留 3min，以下肢凉胀为度。

2）迎法施于巨阙穴同时捺泻法施于阑门穴，40 次/分，共 1min。

3）捺泻法施于期门、章门、太乙、太冲穴，40 次/分，每穴 0.5min。

4）捺调法施于中府、膻中、太渊、天突、缺盆穴，40 次/分，每穴 0.5min。

5）一指禅推法施于天突至巨阙穴，顺经方向，8 次。

6）擦法施于胁肋部，共 0.5min，以皮肤透热为宜。

7）拨按法施于带脉穴，3 次，以局部胀痛为度。

8）按揉法施于大杼、大椎穴，每穴 1min，以局部酸胀为度。

9）捏脊法施于膀胱经（肺俞至大肠俞穴为主），每侧各 3 次，以局部胀痛为度。

1）～7）取仰卧位；8）～9）取俯卧位。

【解析】　肝火犯肺，气火炼液为痰，灼伤肺津。层按攻法施于上脘穴以理气疏肝，泻火解郁；迎巨阙穴同时捺泻阑门穴以调畅中焦气机；捺泻期门、章门穴以疏泄肝胆经邪气；捺泻太乙穴以化痰湿；捺泻太冲穴以清肝火；捺调膻中穴以调节上焦气机；捺调中府、太渊、天突、缺盆穴以清肺热，止咳嗽；一指禅推天突至巨阙穴以顺气镇咳；擦胁肋部以调畅肝胆气机，助肝升肺降；拨按带脉穴以通调气血；按揉大杼、大椎穴以振奋阳气，疏导一身气机；捏脊法施于肺俞至大肠俞穴，可激发经气，调节相应脏腑，恢复宣发肃降功能。

第七节　心　　悸

心悸是指患者自觉心中悸动，惊惕不安，甚则不能自主的一种病症，临床一般多呈发作性，每因情志波动或劳累过度而发作，且常伴胸闷、气短、失眠、健忘、眩晕、耳鸣等症。病情较轻者为惊悸，重者为怔忡，可呈持续性。

西医学中各种原因引起的心律失常，如表现以心悸为主症者，可参考本节辨证施术。心悸具有发病迅速、病情危险的特点，临床以脉象或数或迟，或节律不齐等为主要表现。脏腑推拿治疗心悸主要是以治疗功能性心律失常为主，对于器质性疾病引起的心悸，仅作为辅助治疗。

一、病 因 病 机

心悸的发生多因体质虚弱、饮食劳倦、七情所伤、感受外邪及药食不当等，以致气血阴阳亏损，心神失养，心主不安，或痰、饮、火、瘀阻心脉，扰乱心神。脏腑推拿临证治疗常见病机如下。

1. 心虚胆怯　平素心虚胆怯的人，由于突受外惊，如耳闻巨响，目见异物，或遇险临危，以致心惊神摇，不能自主，渐至稍惊即心悸不已。如《素问·举痛论》所说："惊则心无所倚，神无所归，虑无所定，故气乱矣。"

2. 心血不足　禀赋不足，素质虚弱，或失血过多，或久病伤正，或由于思虑过度，劳伤心脾者，尤为常见，因为思虑劳神，不但耗伤心血，又能影响脾胃生化之源，渐致气血两亏，不能上奉于心，而发生心悸。《丹溪心法》中明确指出："怔忡者血虚。怔忡无时，血少者多""人之所主者心，心之所养者血，心血一虚，神气不守，此惊悸之所肇端也"。

3. 心阳不振　禀赋不足，素质虚弱，或久病不愈，肾阳亏虚，心阳失于温煦，阴寒凝滞心脉，心脉运行不畅，无以温养心神，引发心悸。如成无己《伤寒明理论》说："其气虚者，由阳气虚弱，心下空虚，内动而为悸也。"

二、诊 查 要 点

（一）诊断依据

（1）自觉心中悸动不安，心搏异常，或快速或缓慢，或跳动过重，或忽跳忽止，呈阵发性或持续不解，神情慌张，心慌不安，不能自主。

（2）伴有胸闷不舒，易激动，心烦寐差，颤抖乏力，头晕等症。中老年患者，可伴有心胸疼痛，甚则喘促，汗出肢冷，或见晕厥。

（3）可见数、促、结、代、涩、缓、沉、迟等脉象。

（4）常由情志刺激如惊恐、紧张、劳倦、饮酒、饱食等因素而诱发。

（5）心电图、血压、胸部 X 线摄片、心脏超声等检查有助于明确诊断。

（二）鉴别诊断

1. 惊悸与怔忡　心悸可分为惊悸与怔忡。大凡惊悸发病多与情绪有关，可由骤遇惊恐，忧思恼怒，悲哀过极或过度紧张而诱发，多为阵发性，病来迅速，病情较轻，实证居多；可自行缓解，不发时如常人。怔忡多由久病体虚，心脏受损所致，无精神等因素亦可发生，常持续心悸，心中惕惕，不能自控，活动后加重，多属虚证，或虚中夹实 病来虽渐，病情较重，不发时亦可兼见脏腑虚损症状。惊悸日久不愈，亦可形成怔忡。

2. 心悸与奔豚　奔豚发作之时，亦觉心胸躁动不安。《难经·五十六难》云："发于少腹，上至心下，若豚状，或上或下无时。"奔豚称之为肾积。故本病与心悸的鉴别要点为心悸为心中剧烈跳动，发自于心；奔豚乃上下冲逆，发自少腹。

三、脏腑推拿治疗

（一）治疗原则

心悸治疗以养心安神，宁心定悸为原则。心虚胆怯者，治宜养心安神，镇惊定志；心血不足者，治宜补血养心，益气安神；心阳不振者，治宜温补心阳，安神定悸。

（二）辨证施治

1. 心虚胆怯证

【症状】　心悸不宁，善惊易恐，坐卧不安，少寐多梦而易惊醒，恶闻声响，食少纳呆，苔薄白，脉细略数或细弦。

【证候分析】　心主神志，心虚则心神无主，故心悸不宁、坐卧不安；胆气怯弱，则善惊易恐；心胆俱虚，则恶闻声响，稍惊即发；心不藏神，则少寐多梦而易惊醒；心气虚损，气虚夹湿，则食少纳呆；苔薄白，脉细略数或细弦为心神不安，气血逆乱之征。本证轻者时发时止，重者怔忡不宁，心慌神乱，不能自主。

【治法】　养心安神，镇惊定志。

【操作】

（1）操作部位：任脉、带脉、足太阳膀胱经在背部循行区域、手少阴心经在上肢循行区域；上脘、膻中、气海、百会、四神聪、内关、神门、日月、带脉、脾俞、胃俞、心俞、肝俞、督俞、膈俞、胆俞、三焦俞、肾俞穴。

（2）操作手法：指振法、旋揉法、指揉法、一指禅推法、拨按法、按揉法、擦法。

（3）操作步骤

1）指振法施于上脘、膻中穴，每穴 1min，以上腹部微热为度。

2）旋揉法逆时针施于下腹部（以气海穴为中心），15 次/分，共 2min。

3）指揉法施于百会、四神聪、内关、神门、日月穴，每穴 0.5min，以局部酸胀为度。

4）一指禅推法施于心经在上肢循行区域，顺经方向，每侧各 7 次。

5）拨按法施于带脉穴，5 次，以局部胀痛为度。

6）按揉法施于心俞、肝俞、脾俞、胃俞穴，每侧各 2min，以局部酸胀为度。

7）擦法施于膀胱经（心俞至肾俞穴为主），共 0.5min，以皮肤透热为宜。

1）～5）取仰卧位；6）～7）取俯卧位。

【解析】　阳气虚弱，心下空虚，指振上脘穴以补益心气，配合指振膻中穴宽胸理气，化生宗气，共奏补气生血、充养心体之功；以气海穴为中心施以旋揉法可增强调补元气之效；指揉百会与四神聪穴可升提阳气，充养脑髓以安神；指揉内关、神门穴以镇惊安神；指揉日月穴，配合拨按带脉穴以收摄胆经气血；一指禅推两侧心经以通利心气，濡养心脏；按揉脾俞、胃俞、心俞、肝俞穴以健运脾胃，化生气血，滋养心气；擦两侧心俞至肾俞穴以助安神定志。

2. 心血不足证

【症状】　心悸气短，头昏目眩，失眠健忘，面色无华，倦怠乏力，纳呆食少，舌淡红，脉细弱。

【证候分析】　心血不足，不能养心，故心悸，失眠健忘；心血亏损不能上荣，故头昏目眩；心主血，血不荣面，故面色不华；气虚不能振奋精神，故倦怠乏力，气短；气血生化乏源，气郁碍脾，故纳呆食少；舌为心苗，心血不足，故舌质淡红，脉细弱。

【治法】　补血养心，益气安神。

【操作】

（1）操作部位：冲脉、任脉、足太阳膀胱经在背部循行区域；中脘、神阙、气冲、神庭、上星、囟会、前顶、百会、四神聪、太阳、内关、神门、血海、三阴交、太溪、脾俞、胃俞、心俞、督俞、膈俞、肝俞、胆俞、三焦俞、肾俞穴。

（2）操作手法：层按法、掌振法、团摩法、指按法、指揉法、捻法、按揉法、擦法。

（3）操作步骤

1）层按提法施于中脘穴，按提各 2min，各层停留 1min，以下肢热胀为度。

2）掌振法施于神阙穴，共 1min，以腹部微热为度。

3）团摩法施于中腹部（以神阙穴为中心），15 圈/分，共 2min。

4）指按法施于气冲穴，共 1min，抬手后以下肢热胀为佳。

5）指揉法施于神庭至百会穴一线、四神聪、太阳穴，每穴 0.5min，以局部酸胀为度。

6）捻调法施于内关、神门、血海、三阴交、太溪穴，35 次/分，每穴 0.5min。

7）按揉法施于心俞、脾俞、胃俞穴，每侧各 1min，以局部酸胀为度。

8）擦法施于膀胱经（心俞至肾俞穴为主），共 0.5min，以皮肤透热为宜。

1）～6）取仰卧位；7）～8）取俯卧位。

【解析】　脾失健运，心血亏虚，营血不足，血不养心以致心神失养。层按提法施于中脘穴以升提脾气，助脾健运；掌振神阙穴，配合团摩神阙穴以加强温阳化气，补气培元之效；指按气冲穴以助气血运行，调摄冲任；指揉神庭至百会穴一线及四神聪、太阳等头面部穴位可升举清阳，开窍醒神，以助安神定志；捺调三阴交、太溪穴以滋阴养神；捺调神门、血海、内关穴以助气血健运，心神得养；按揉心俞、脾俞、胃俞穴以激发经气，养心安神；擦两侧心俞至肾俞穴以温养周身气血。

3. 心阳不振证

【症状】 心悸不安，胸闷气短，动则尤甚，面色苍白，形寒肢冷，舌淡苔白，脉虚弱或沉细无力。

【证候分析】 心阳不足，心失温养，故心悸不安；阳气不足，胸阳不布，故胸闷气短，动则尤甚；心阳虚衰，血液运行迟缓，肢体失于温煦，故形寒肢冷，面色苍白；舌淡苔白，脉虚弱或沉细无力，均为心阳不足，鼓动无力之征。

【治法】 温补心阳，安神定悸。

【操作】

（1）操作部位：冲脉、任脉、督脉、足太阳膀胱经在背部循行区域；上脘、神阙、巨阙、阑门、百会、内关、膻中、神门、合谷、脾俞、心俞、督俞、膈俞、肝俞、胆俞、胃俞、三焦俞、肾俞、命门穴。

（2）操作手法：层按法、掌振法、团摩法、迎法、捺法、指揉法、一指禅推法、擦法。

（3）操作步骤

1）层按提法施于上脘穴，按提各 2min，各层停留 1min，以下肢热胀为度。

2）掌振法施于神阙穴，共 1min，以腹部微热为度。

3）团摩法施于中腹部（以神阙穴为中心），15 圈/分，共 1min。

4）迎法施于巨阙穴同时捺调法施于阑门穴，30 次/分，共 0.5min。

5）指揉法施于百会、内关、膻中、神门、合谷穴，每穴 0.5min，以局部酸胀为度。

6）一指禅推法施于膀胱经（心俞、脾俞、肾俞穴为主），顺经方向，每侧各 5 次。

7）擦法施于膀胱经（心俞至肾俞穴为主）、督脉、命门穴，共 0.5min，以皮肤透热为宜。

1）～5）取仰卧位；6）～7）取俯卧位。

【解析】 心阳虚衰，无以鼓动血气以致阳虚内寒，心神失养而心悸不安。层按提法施于上脘穴以温阳散寒；掌振神阙穴以温补元阳，调补气血，寓阳于阴；团摩神阙穴以温阳理气，培补下元，增强掌振神阙穴的温煦效果，二者合用培补阳气兼疏理气机，补而不滞；迎巨阙穴同时捺调阑门穴以宣通气机，畅通三焦；指揉百会穴以升举清阳；指揉膻中穴以宽胸理气；指揉内关、神门、合谷穴以宁心安神；一指禅推脾俞、心俞、肾俞穴以激发经气，健运脾胃，滋养心肾；擦两侧心俞至肾俞穴及督脉命门穴以温阳通脉，安神定悸。

第八节 不 寐

不寐即失眠，亦称不得眠、目不瞑、不得卧，是以经常不能获得正常睡眠为特征的一类病症，主要表现为睡眠时间、深度的不足，轻者入睡困难，或寐而不酣，时寐时醒，或醒后不能再寐，重则彻夜不寐，常影响人们的正常工作、生活、学习和健康。

西医学中的神经官能症、更年期综合征、慢性消化不良、贫血、动脉粥样硬化症等以不寐为主要临床表现者，可参考本节内容辨证施术。

一、病因病机

人之寤寐，由心神控制，而营卫阴阳的正常运作是保证心神调节寤寐的基础。每因饮食不节，情志失常，劳倦、思虑过度及病后、年迈体虚等因素，导致心神不安，神不守舍，不能由动转静而致不寐病症。脏腑推拿临证治疗常见病机如下。

1. 肝火扰心 情志不遂，暴怒伤肝，肝失条达，肝气郁结，肝郁化火，火性炎上，扰动心神，神不安而不寐。

2. 心脾两虚 思虑劳倦，伤及心脾，心伤则阴血暗耗，神不守舍，脾伤则无以生化精微，血虚难复，不能上奉于心，致心神不安，而成不寐。正如张景岳所说："劳倦、思虑太过者，必致血液耗亡，神魂无主，所以不眠。"《类证治裁·不寐》说："思虑伤脾，脾血亏损，经年不寐。"

3. 心肾不交 肾水亏虚，不能上济于心，心火炽盛，不能下交于肾，心肾失于交通，心肾失交而神志不宁。如《景岳全书·不寐》所说："真阴精血不足，阴阳不交，而神有不安其室耳。"

4. 心胆气虚 心虚胆怯，遇事易惊，神魂不安，亦能导致不寐。如《沈氏尊生书》云："心胆俱怯，触事易惊，梦多不详，虚烦不眠。"多由于平素体弱，心胆素虚，善惊易恐或暴受惊恐，情绪紧张，日久迁延而导致。

二、诊查要点

（一）诊断依据

（1）轻者入睡困难或寐而易醒，醒后不寐，连续3周以上，重者彻夜难眠。

（2）常伴有头痛、头昏、心悸、健忘、神疲乏力、心神不宁、多梦等症。

（3）本病证常有饮食不节，情志失常，劳倦、思虑过度、病后、体虚等病史。

（4）经各系统及实验室检查，未发现有妨碍睡眠的其他器质性病变。

（5）多导睡眠图有助于明确诊断。

（二）鉴别诊断

一时性失眠、生理性少寐、他病痛苦引起的失眠：不寐是指单纯以失眠为主症，表现为持续的、严重的睡眠困难。若因一时情志影响或者生活环境改变引起的短暂时性失眠不属于病态。至于老年人少寐早醒，亦多属于生理状态。若因其他疾病痛苦引起失眠者，则应以祛除有关病因为主。

三、脏腑推拿治疗

（一）治疗原则

本证治疗以补虚泻实，调整阴阳为原则，同时佐以安神之法。肝郁化火者，治宜疏肝泻火，调气安神；心脾两虚者，治宜补养心脾，养血安神；心肾不交者，治宜滋阴降火，交通心肾；心胆气虚者，治宜益气镇惊，安神定志。另外，需注意配合精神治疗，以消除紧张焦虑，保持精神舒畅。

（二）辨证施治

1. 肝火扰心证

【症状】 急躁易怒，不寐，严重者彻夜不眠，胸闷胁痛，口渴喜饮，口苦口干，目赤耳鸣，小便黄赤，或头晕目眩，头痛欲裂，大便秘结。舌质红，苔黄，或苔黄燥，脉弦数，或弦滑数。

【证候分析】 肝郁化火，上扰心神，则不寐；肝火偏盛，则疏泄太过，故急躁易怒；肝气郁结，气机阻滞，故胸闷胁痛；火热伤津，则口渴喜饮，大便秘结，小便黄赤；肝胆火热上扰，则口苦口干，目赤耳鸣；舌质红，苔黄，脉弦数，均为肝火内扰之征。若肝火炽盛，上冲于脑，则头晕目眩，头痛欲裂，彻夜不眠；舌苔黄燥，脉弦滑数，皆实热内盛之象，为肝郁化火之重症。

【治法】 疏肝泻火，调气安神。

【操作】

（1）操作部位：冲脉、任脉、带脉、足少阳胆经在头颞部循行区域、足厥阴肝经及足太阴脾经在腹部循行区域、足太阳膀胱经在背部循行区域；上脘、巨阙、阑门、下巨虚、太冲、行间、章门、期门、三阴交、头维、率谷、鱼腰、神阙、带脉、心俞、肝俞、胆俞、肾俞穴。

（2）操作手法：层按法、迎法、捺法、扫散法、一指禅推法、掌运法、捏提法、按揉法。

（3）操作步骤

1）层按攻法施于上脘穴，按提各 0.5min，各层停留 3min，以下肢凉胀为度。

2）迎法施于巨阙穴同时捺泻法施于阑门穴，40 次/分，共 1min，以气通肠动为佳。

3）捺泻法施于下巨虚、太冲、行间、章门、期门穴，35 次/分，每穴 0.5min。

4）捺调法施于三阴交、头维、率谷、鱼腰穴，30 次/分，每穴 0.5min。

5）扫散法施于足少阳胆经在头颞部循行区域，两侧交替进行，共 2min。

6）一指禅推法施于肝经、脾经在腹部循行区域，逆经方向，每侧各 5 次。

7）掌运法施于神阙穴一线，20 次/分，共 1min。

8）捏提法施于带脉穴，6 次，以局部胀痛为度。

9）按揉法施于膀胱经（心俞、肝俞、胆俞、肾俞穴为主），每侧各 1min，以局部酸胀为度。

1）～8）取仰卧位；9）取俯卧位。

【解析】 肝气郁结，郁久化火，上扰心神。层按攻法施于上脘穴以通降腑气，清泻郁火；迎巨阙穴同时捺泻阑门穴以畅通三焦；捺泻下巨虚穴可引火热下行至膀胱；捺泻太冲、行间穴以疏泻肝经火热；捺泻章门、期门穴以通调肠腑，清肝胆火热；捺调三阴交穴可引热下行；捺调头维、率谷、鱼腰穴，配合头颞部扫散法以疏风通窍，清利头目；一指禅推法施于肝经、脾经在腹部循行区域以调和肝脾；掌运神阙穴一线以调气安神；捏提带脉穴，配合按揉心俞、肝俞、胆俞、肾俞穴，以激发经气，疏肝利胆，宁心安神。

2. 心脾两虚证

【症状】 入睡困难，多梦易醒，或兼神疲乏力，心悸健忘，头晕目眩，脘闷纳呆，面色少华，腹胀便溏。舌淡，苔薄白，脉细弱。

【证候分析】 心血不足，心失所养，致心神不安，故不寐多梦，时寐时醒，心悸健忘；气血虚弱，不能上奉于脑，则头晕目眩；血虚不能上荣于面，所以面色少华；气虚功能活动减退，故肢倦神疲；脾气不足，运化失健，若脾虚湿盛，脾阳失运，痰湿内生，则脘闷纳呆，腹胀便溏；舌质淡，苔薄白，脉细弱为心脾两虚，气血不足之征。

【治法】　补养心脾，养血安神。

【操作】

（1）操作部位：冲脉、任脉、足太阳膀胱经在背部循行区域；中脘、巨阙、建里、不容、承满、梁门、关门、太乙、滑肉门、天枢、神庭、百会、膻中、神门、内关、气冲、神阙、心俞、督俞、膈俞、肝俞、胆俞、脾俞、胃俞、三焦俞、肾俞穴。

操作视频请扫码

（2）操作手法：层按法、迎法、捺法、一指禅推法、指按法、掌合法、按揉法、擦法。

（3）操作步骤

1）层按提法施于中脘穴，按提各 2min，各层停留 1min，以下肢热胀为度。

2）迎法施于巨阙穴同时捺补法施于建里穴，25 次/分，共 1min，以胃肠气通感为佳。

3）一指禅推法施于不容至天枢穴一线，顺经方向，每侧各 5 次。

4）捺调法施于膻中、神门、内关、神庭、百会穴，30 次/分，每穴 0.5min。

5）指按法施于气冲穴，共 1min，抬手后以下肢热胀为佳。

6）掌合法施于中腹部（以神阙穴为中心），10 次。

7）按揉法施于膀胱经（心俞、膈俞、脾俞、胃俞穴为主），每侧各 2min，以局部酸胀为度。

8）擦法施于膀胱经（心俞至肾俞穴为主），共 0.5min，以皮肤透热为宜。

1）～6）取仰卧位；7）～8）取俯卧位。

【解析】　思虑过度，日久伤脾，脾失健运，生化乏源，血气亏耗，心神失养。层按提法施于中脘穴以助脾健运，益气养血；迎巨阙穴同时捺补建里穴以健脾畅中；一指禅推不容至天枢穴一线以健运脾胃；捺调膻中穴以宽胸理气，助气血运行；捺调神门、内关穴以养心安神；捺调神庭、百会穴以清利头目，安神定志；指按气冲穴以调和营血；以神阙穴为中心施以掌合法可醒脾益气，使补而不滞；按揉心俞、膈俞、脾俞、胃俞穴以健脾益气，宁心安神；擦两侧心俞至肾俞穴以激发经气，调节相应脏腑功能。

3. 心肾不交证

【症状】　心烦不寐，入睡困难，心悸多梦，伴头晕耳鸣，腰膝酸软，潮热盗汗，五心烦热，咽干少津，男子遗精，女子月经不调，舌红少苔，脉细数。

【证候分析】　肾阴亏损，水火不济，不能上养心阴，心火偏亢，扰动心神，则见心烦不寐，心悸多梦；肾阴亏损，骨髓失充，脑髓失养，则头晕耳鸣；腰膝失养，则腰膝酸软；阴虚阳亢，虚热内生，虚火内炽则潮热盗汗，五心烦热，咽干少津；相火妄动，扰动精室胞宫，则男子遗精、女子月经不调；舌红少苔，脉细数为阴虚火旺之征。

【治法】　滋阴降火，交通心肾。

【操作】

（1）操作部位：任脉、足太阳膀胱经在背部循行区域；神阙、巨阙、阑门、上脘、下脘、血海、足三里、三阴交、照海、涌泉、太溪、阴陵泉、内关、神门、百会、四神聪、气冲、心俞、肝俞、脾俞、肾俞、命门穴。

（2）操作手法：团摩法、掌振法、迎法、捺法、指揉法、指按法、按揉法、擦法。

（3）操作步骤

1）团摩法施于中腹部（以神阙穴为中心），10 圈/分，共 2min。

2）掌振法施于神阙穴，共 1min，以腹部微热为度。

3）迎法施于巨阙穴同时配合捺调法施于阑门、上脘、下脘穴，30 次/分，每穴 1min。

4）捺调法施于血海、足三里、三阴交、照海、涌泉、太溪、阴陵泉穴，35 次/分，每穴 0.5min。

5）指揉法施于内关、神门、百会、四神聪穴，每穴 1min，以局部酸胀为度。

6）指按法施于气冲穴，共 1min，抬手后以下肢热胀为佳。

7）按揉法施于膀胱经（心俞、肝俞、脾俞、肾俞穴为主），每侧各 2min，以局部酸胀感为度。

8）横擦法施于命门穴，共 0.5min，以皮肤透热感为宜。

1）～6）取仰卧位；7）～8）取俯卧位。

【解析】 肾阴亏损，肾水不能上济心火，心火上炎，热扰心神。团摩神阙穴以温阳补肾，育阴于阳，培补下元，配合掌振神阙穴以增强温煦效果，二者合用从阳求阴，疏理气机，使补而不滞；迎巨阙穴同时捺调阑门、上脘、下脘穴以宣通气机，畅通三焦；捺调足三里、血海穴以健脾和胃，益气养血；捺调三阴交、阴陵泉穴以引火下行；捺调太溪、照海、涌泉穴以滋补肾阴，诸穴合用滋肾阴，降心火以助眠；指揉内关、神门穴以养心安神；指揉百会、四神聪穴以升提阳气，滋养髓海；指按气冲穴以调气通脉；按揉脊柱两侧膀胱经以激发经气，交通心肾；横擦命门穴以固本培元。

4. 心胆气虚证

【症状】 不寐多梦，易于惊醒，胆怯恐惧，遇事易惊，心悸气短，倦怠，小便清长，舌质淡，苔薄白，脉弦细，或弦弱。

【证候分析】 心胆气虚，心虚则神不内守，胆虚则决断无权，以致心神不安，则不寐多梦，易于惊醒，胆怯恐惧，遇事易惊；心悸气衰则功能活动减退，则气短、倦怠；津液气化无权，则小便清长；舌质淡，苔薄白，脉弦细或弦弱为心胆气虚之象。

【治法】 益气镇惊，安神定志。

【操作】

（1）操作部位：任脉、带脉、手少阴心经在上肢部循行区域、足少阳胆经在头颞部循行区域、足太阳膀胱经在背部循行区域；上脘、膻中、气海、神阙、百会、四神聪、内关、神门、日月、带脉、心俞、督俞、膈俞、肝俞、胆俞、脾俞、胃俞、三焦俞、肾俞穴。

（2）操作手法：指振法、旋揉法、指揉法、一指禅推法、扫散法、拨按法、按揉法、擦法。

（3）操作步骤

1）指振法施于上脘、膻中穴，每穴 1min，以上腹部微热为度。

2）旋揉法逆时针施于全腹部（以气海、神阙穴为中心），20 次/分，共 1min。

3）指揉法施于百会、四神聪、膻中、内关、神门、日月穴，每穴 0.5min，以局部酸胀为度。

4）一指禅推法施于心经在上肢部循行区域，顺经方向，每侧各 5 次。

5）扫散法施于胆经在头颞部循行区域，共 1min。

6）拨按法施于带脉穴，3 次，以局部胀痛为度。

7）按揉法施于膀胱经（心俞、肝俞、脾俞、胃俞穴为主），每侧各 2min，以局部酸胀为度。

8）擦法施于膀胱经（心俞至肾俞为主），共 0.5min，以皮肤透热为宜。

1）～6）取仰卧位；7）～8）取俯卧位。

【解析】 心胆气虚，心虚则神不内守，胆虚则决断无权，以致心神不安，夜不能寐。指振法施于上脘、膻中穴以补益心气，宽胸理气；以气海、神阙穴为中心施以旋揉法以益气调中；指揉百会、四神聪穴以升举阳气；指揉膻中、日月穴以收摄心胆气血；指揉内关、神门穴以宁心安神；一指禅推心经在上肢部循行区域以补气养血，濡养心神；扫散胆经在头颞部循行区域以调和络脉，荣养清窍，安神定志；拨按带脉穴以疏利胆气；按揉心俞、肝俞、脾俞、胃俞穴，配合擦两侧心俞至肾俞穴以激发经气，健脾益气，养心安神。

第九节　郁　　证

郁证是由于情志不舒、气机郁滞所致，以心情抑郁、情绪不宁、胸部满闷、胁肋胀痛，或易怒喜哭，或咽中有异物梗塞等症为主要临床表现的一类病证。

西医学中的神经衰弱、癔症、焦虑症、更年期综合征及反应性精神病等出现郁证的临床表现时，可参考本节辨证施术。

一、病 因 病 机

郁证的病因总属情志所伤，发病与肝的关系最为密切，其次涉及心、脾。肝失疏泄、脾失健运、心失所养、脏腑阴阳气血失调是郁证的主要病机。《灵枢·口问》曰："悲哀愁忧则心动，心动则五脏六腑皆摇。"脏腑推拿临证治疗常见病机如下。

1. 肝气郁结　七情过极，刺激过于持久，超过机体的调节能力，导致情志失调，尤以悲忧恼怒最易致病。若恼怒伤肝，肝失条达，气失疏泄，而致肝气郁结。

2. 气郁化火　肝气郁结，日久化火，可致心火偏亢，则为火郁。

3. 痰气郁结　谋虑不遂或忧思过度，肝郁伤脾，脾失健运，食滞不消而蕴湿、生痰，气郁痰凝，阻滞胸咽。本病亦即《金匮要略·妇人杂病脉证并治》所说"妇人咽中如有炙脔，半夏厚朴汤主之"之症。

4. 心脾两虚　原本肝旺，或体质素弱，复加情志刺激，肝郁抑脾，饮食渐减，生化乏源，日久必气血不足，心脾失养。

二、诊 查 要 点

（一）诊断依据

（1）以忧郁不畅，情绪不宁，胸胁胀满疼痛为主要临床表现，或有易怒易哭，或有咽中如有异物，吞之不下，咯之不出的特殊症状。

（2）患者大多数有忧愁、焦虑、悲哀、恐惧、愤懑等情志内伤的病史。并且郁证病情的反复常与情志因素密切相关。

（3）多发于青中年女性。无其他病症的症状及体征。

（4）咽部检查、食管造影及内镜检查可协助诊断。

（二）鉴别诊断

1. 虚火喉痹　郁证梅核气多见于中青年女性，因情志抑郁而起病，自觉咽中有物梗塞，但无咽痛及吞咽困难，咽中梗塞的感觉与情绪波动有关，在心情愉快、工作繁忙时，症状可减轻或消失，而当心情抑郁或注意力集中于咽部时，则梗塞感觉加重。虚火喉痹则以青中年男性发病较多，多因感冒，长期吸烟饮酒及嗜食辛辣食物而引发，咽部除有异物感外，尚觉咽干、灼热、咽痒，咽部症状与情绪无关，但过度辛劳或感受外邪则易加剧。

2. 噎膈 郁证梅核气的诊断要点如上所述。噎膈多见于中老年人，男性居多，梗塞的感觉主要在胸骨后的部位，吞咽困难的程度日渐加重，食管检查常有异常发现。

3. 癫证 郁证脏躁多发于青中年妇女，在精神因素的刺激下呈间歇性发作，在不发作时可如常人。而癫证则多发于青壮年，男女发病率无显著差别，病程迁延，心神失常的症状极少自行缓解。

三、脏腑推拿治疗

（一）治疗原则

本证治疗以理气开郁，调畅气机，怡情易性为基本原则，如《医方论·越鞠丸》："凡郁病必先气病，气得疏通，郁于何有？"肝气郁结者，治宜疏肝解郁，理气畅中；气郁化火者，治宜疏肝解郁，清热泻火；痰气郁结者，治宜行气开郁，化痰散结；心脾两虚者，治宜健脾养心，益气补血。

（二）辨证施治

1. 肝气郁结证

【症状】 精神抑郁，情绪不宁，善太息，脘闷嗳气，胁肋胀痛，痛无定处，腹胀纳呆，女子月经不调，经前乳胀大便不调，舌苔白或黄腻，脉弦。

【证候分析】 情志所伤，肝失条达，则精神抑郁、情绪不宁善太息；肝之经脉布两胁，肝气郁结，气机不畅，经脉失和，则胸部满闷，胁肋胀痛，痛无定处；肝气犯胃，胃失和降，则脘闷嗳气，腹胀纳呆；肝郁乘脾，脾失健运，则大便不调；妇女以肝为用，肝郁则气血失和，冲任不调，故月经不调、经前乳胀；舌苔薄腻，脉弦为肝郁乘脾之征。

【治法】 疏肝解郁，理气畅中。

【操作】

（1）操作部位：冲脉、任脉、带脉、足太阳膀胱经在背部循行区域、足阳明胃经在腹部循行区域、胁肋部；中脘、巨阙、阑门、天突、璇玑、华盖、紫宫、玉堂、膻中、中庭、鸠尾、上脘、中脘、建里、下脘、太冲、行间、章门、期门、印堂、百会、四神聪、带脉、心俞、督俞、膈俞、肝俞、胆俞、脾俞、胃俞穴。

（2）操作手法：层按法、迎法、捺法、一指禅推法、捏提法、擦法、捏脊法、指揉法。

（3）操作步骤

1）层按散法施于中脘穴，按提各1min，各层停留3min，以下肢麻胀为度。

2）迎法施于巨阙穴同时捺泻法施于阑门穴，40次/分，共1min，以胃肠气通感为佳。

3）一指禅推法施于天突至下脘穴及胃经在腹部循行区域，顺经方向，各5次。

4）捺调法施于膻中、太冲、行间、章门、期门穴，35次/分，每穴0.5min。

5）指揉法施于印堂、百会、四神聪穴，每穴1min，以局部酸胀为度。

6）擦法施于胁肋部，共0.5min，以皮肤透热为宜。

7）捏提法施于带脉穴，6次，以局部胀痛为度。

8）捏脊法施于膀胱经（心俞至胃俞穴为主），每侧各3次，以局部胀痛为度。

1）～7）取仰卧位；8）取俯卧位。

【解析】 肝气郁结,气机不畅,层按散法施于中脘穴以调理中焦气机,调和肝脾;迎巨阙穴同时捺泻阑门穴以泻腹中余邪,畅中焦通下焦;一指禅推天突至下脘穴及胃经在腹部循行区域,以疏导肝气,降逆和胃;捺调膻中、太冲、行间、章门、期门穴以疏肝理气,防止气郁日久而化火;指揉印堂、百会、四神聪穴以调神醒脑;擦胁肋部以行气开郁,配合捏提带脉穴以助理气畅中;捏脊法施于膀胱经背俞穴以振奋脏腑经气,疏通滞塞之气。

2. 气郁化火证

【症状】 性情急躁易怒,失眠多梦,胸胁胀满,口苦而干,或头痛,目赤,耳鸣,或嘈杂吞酸,大便秘结,舌质红,苔黄,弦数。

【证候分析】 本证的主要病机是气郁化火,肝气郁结,气机不畅,则胸胁胀痛;气郁化火,火热内扰,则性情急躁易怒,失眠多梦;肝火循经上炎,则头痛,目赤,耳鸣;肝火犯胃,胃肠热盛,则嘈杂吞酸,口苦而干,大便秘结;舌红苔黄,脉弦数为气郁化火之征。

【治法】 疏肝解郁,清热泻火。

【操作】

(1)操作部位:冲脉、任脉、带脉、足厥阴肝经及足太阴脾经在腹部循行区域、足太阳膀胱经在背部循行区域;上脘、巨阙、阑门、膻中、气海、梁门、石关、天枢、太乙、三阴交、太冲、行间、章门、期门、带脉、膈俞、肝俞、胆俞、脾俞、胃俞、三焦俞、肾俞、气海俞、大肠俞穴。

(2)操作手法:层按法、一指禅推法、迎法、捺法、指振法、擦法、拨按法、捏脊法。

(3)操作步骤

1)层按攻法施于上脘穴,按提各0.5min,各层停留4min,以下肢凉麻胀为度。

2)一指禅推法施于肝经、脾经在腹部循行区域,逆经方向,每侧各6次。

3)迎法施于巨阙穴同时捺泻法施于阑门穴,40次/分,共1min。

4)指振法施于膻中、气海穴,每穴1min。

5)迎法施于左梁门、右石关穴同时捺调法施于天枢、太乙穴,35次/分,共0.5min。

6)捺调法施于三阴交、太冲、行间、章门、期门穴,30次/分,每穴0.5min。

7)擦法施于胁肋部,共0.5min,以皮肤透热为宜。

8)拨按法施于带脉穴, 5次,以局部胀痛为度。

9)捏脊法施于膀胱经(膈俞至大肠俞穴为主),每侧各3次,以局部胀痛为度。

1)~8)取仰卧位;9)取俯卧位。

【解析】 肝气郁结,日久化火,层按攻法施于上脘穴,可通降腑气以泻肝胃之火;一指禅推肝经、脾经在腹部循行区域以疏导肝气下行;迎巨阙穴同时捺泻阑门穴以调畅中焦气机;指振膻中穴以调理上焦气机;指振气海穴以疏利下焦气机,诸穴合用以达通利三焦之效;迎左梁门、右石关穴,捺调天枢、太乙穴以健运脾气,通降胃肠壅塞之气,泻有形之火,疏无形之滞;捺调三阴交、太冲、行间、章门、期门穴以疏肝泻火;擦胁肋部以行气开郁;拨按带脉穴以开结通经;捏脊法以布散阳气,气行则热退。

3. 痰气郁结证

【症状】 精神抑郁,咽中不适,如有物梗阻,吞之不下,咯之不出,兼有胁肋胀痛,胸部闷塞,舌苔白腻,脉弦滑。

【证候分析】 肝郁气滞,则精神抑郁,胸部闷塞,胁肋胀痛。肝郁脾虚,运化失健,聚湿生痰,痰气交阻咽中,则觉咽中如有异物硬塞,咯之不出,吞之不下,并随情绪变化而波动;

舌脉之象为肝郁夹痰湿之证。

【治法】 行气开郁，化痰散结。

【操作】

（1）操作部位：冲脉、任脉、带脉、足太阳膀胱经在背部循行区域；神阙、中脘、巨阙、阑门、建里、气海、梁门、石关、水分、太乙、中极、天枢、膻中、天突、中府、丰隆、足三里、肺俞、厥阴俞、心俞、督俞、膈俞、肝俞、胆俞、脾俞、胃俞、三焦俞、肾俞、气海俞、大肠俞穴。

（2）操作手法：层按法、迎法、捺法、提拿法、掌运法、捏脊法。

（3）操作步骤

1）层按带法之泻中带补法施于中脘穴，按提各 1.5min，各层停留 3min，以下肢热胀为度。

2）迎法施于巨阙穴同时捺泻法施于阑门穴，40 次/分，共 1min。

3）提拿法同时施于建里、气海穴，1 次，以胸腹气通感为佳。

4）迎法施于左梁门、右石关穴同时捺泻法施于水分、太乙、中极、天枢穴，40 次/分，每穴 1min。

5）掌运法施于神阙穴一线，20 次/分，共 1min。

6）捺调法施于膻中、天突、中府、丰隆、足三里穴，30 次/分，每穴 0.5min。

7）捏脊法施于膀胱经（肺俞至大肠俞穴），每侧各 3 次，以局部胀痛为度。

1）～6）取仰卧位；7）取俯卧位。

【解析】 气郁痰凝，阻滞咽喉，层按泻中带补法施于中脘穴以调畅中焦气机；迎巨阙穴同时捺泻阑门穴以通降腑气；提拿建里、气海穴以引气归元，通调中下焦气机；迎左梁门、右石关穴以运脾和胃，捺泻水分、太乙、中极、天枢穴以利水湿，泌清浊；掌运神阙穴一线可行气和血，以助开郁散结；捺调膻中、天突、中府穴以宽胸理气，行气开郁；捺调丰隆、足三里穴以健脾化痰；捏脊法施于肺俞至大肠俞穴以振奋阳气，行气化痰。

4. 心脾两虚证

【症状】 善思多虑，头晕神疲，健忘失眠，心悸胆怯，面色少华，纳呆，舌淡，苔薄白，脉细。

【证候分析】 忧愁思虑日久，损伤心脾，心脾两虚，气血不足，心失所养，则善思多虑，心悸胆怯，失眠健忘；气血不能上荣，则头晕神疲，面色不华；脾失健运，则纳呆，舌淡，苔薄白，脉细为气血亏虚之证。

【治法】 健脾养心，益气补血。

【操作】

（1）操作部位：冲脉、任脉、足太阳膀胱经在背部循行区域；中脘、神阙、巨阙、建里、气冲、神庭、上星、囟会、前顶、百会、四神聪、内关、膻中、血海、三阴交、心俞、肝俞、脾俞、小肠俞、肾俞穴。

（2）操作手法：层按法、掌振法、迎法、捺法、指按法、掌合法、按揉法。

（3）操作步骤

1）层按提法施于中脘穴，按提各 2min，各层停留 1min，以下肢热胀为度。

2）掌振法施于神阙穴，共 1min，以腹部微热为度。

3）迎法施于巨阙穴同时捺补法施于建里穴，20 次/分，共 1min。

4）指按法施于气冲穴，共 1min，抬手后以下肢热胀为佳。

5）掌合法施于中腹部（以神阙穴为中心），10 次。

6）捺调神庭至百会穴一线、四神聪、内关、膻中、血海、三阴交穴，30 次/分，每穴 0.5min。

7）按揉法施于膀胱经（心俞、肝俞、脾俞、小肠俞、肾俞穴为主），每侧各 2min，以局部酸胀为度。

1）～6）取仰卧位；7）取俯卧位。

【解析】　脾虚血亏，心神失养，层按提法施于中脘穴以助脾健运，化生气血；掌振神阙穴以益气升阳；迎巨阙穴同时捺补建里穴以健运脾气，配合指按气冲穴以顺气行血；以神阙穴为中心施以掌合法以培元补虚；捺调神庭至百会穴一线及四神聪穴，可使阳气上达脑窍，神明得养，神志得安；捺调内关、膻中、血海、三阴交穴以助气血运行，补血养心；按揉心俞、肝俞、脾俞、小肠俞、肾俞穴以激发经气，调节相关脏腑功能。

第十节　眩　晕

眩是指眼花或眼前发黑，晕是指头晕甚或感觉自身或者外界景物旋转。二者常同时并见，故统称为"眩晕"。轻者闭目即止；重者如坐车船，旋转不定，不能站立，或伴有恶心、呕吐、汗出，甚则昏倒等症状。

眩晕可见于西医学的多种疾病，如梅尼埃病、高血压、脑动脉硬化、神经官能症等。临床表现以眩晕为主症者，均可参考本节辨证施术。

一、病　因　病　机

眩晕的病因主要有情志、饮食、体虚年高、跌仆外伤等方面。其病性有虚实两端，属虚者居多，如阴虚易肝风内动，血虚则脑失所养，精亏则髓海不足，均可导致眩晕。属实者多由于痰浊阻遏，或化火上蒙，而形成眩晕。脏腑推拿临证治疗常见病机如下。

1. 肝阳上亢　谋虑太过、忧郁恼怒，肝失条达，肝气郁结，气郁化火，肝阴耗伤，风阳易动，上扰头目，发为眩晕。或肾水素亏，水不涵木，木少滋荣，肝体不足，肝用偏亢，亦令风阳上扰，发为眩晕。正如《类证治裁·眩晕》所言："良由肝胆乃风木之脏，相火内寄，其性主动主升；或由身心过动，或由情志郁勃，或由地气上腾，或由冬藏不密，或由高年肾液已衰，水不涵木……以致目昏耳鸣，震眩不定。"

2. 痰湿中阻　嗜酒无度，过食肥甘，损伤脾胃，或劳倦伤脾，以致脾失健运，水湿内停，积聚生痰，痰阻中焦，清阳不升，头窍失养，发为眩晕。《丹溪心法·头眩》强调"无痰不作眩"。

3. 气血两虚　脾胃为后天之本，气血生化之源，若久病体虚，脾胃虚弱，或失血之后，耗伤气血，或者饮食不节，忧思劳倦，均可导致气血两虚。气虚则清阳不升，血虚则清窍失养，故而发为眩晕。《景岳全书·眩运》言："原病之由，有气虚者，乃清气不能上升，或汗多亡阳而致，当升阳补气；有血虚者，乃因亡血过多，阳无所附而然，当益阴补血，此皆不足之证也。"

4. 肾精亏虚　肾为先天之本，主藏精生髓，脑为髓海。若年高肾亏，髓海不足，无以充盈于脑；或体虚多病，损伤肾精肾气；或房劳过度，肾精亏虚，均可导致髓海空虚，发为眩晕。如《灵枢·海论》言："髓海不足，则脑转耳鸣，胫酸眩冒，目无所见，懈怠安卧。"

二、诊查要点

（一）诊断依据

（1）头晕目眩，视物旋转，轻者闭目即止，重者如坐车船，甚则仆倒。

（2）严重者可伴有头痛、项强、恶心呕吐、眼球震颤、耳鸣耳聋、汗出、面色苍白等表现。

（3）多有情志不遂、年高体虚、饮食不节、跌仆损伤等病史。

（4）血红蛋白、红细胞计数、血压、心电图、超声心动图、眼底、肾功能、颈椎 X 线片、经颅多普勒、头部 CT 及 MRI 等检查，有助于明确诊断。

（5）应注意排除颅内肿瘤、血液病等。

（二）鉴别诊断

1. 中风　以猝然昏仆，不省人事，口舌㖞斜，半身不遂，失语，或不经昏仆，仅以口㖞不遂为特征。眩晕之甚者亦可仆倒，但无半身不遂及不省人事、口舌㖞斜诸症。也有部分中风患者，以眩晕、头痛为其先兆表现，故临证当注意中风与眩晕的区别与联系。

2. 厥证　以突然昏仆不省人事，四肢厥冷为特征，发作后可在短时间内苏醒。严重者可一厥不复而死亡。眩晕严重者也有欲仆或晕旋仆倒的表现，但眩晕患者无昏迷、不省人事的表现。

三、脏腑推拿治疗

（一）治疗原则

本证治疗以补虚泻实，调整阴阳为原则。实证以痰火为常见：肝阳上亢者，宜平肝潜阳，滋养肝肾；痰湿中阻者，宜行气健脾，理气化痰。虚者以精气虚居多：肾精亏虚者，宜滋阴补肾，益精填髓；气血两虚者，宜补益气血，滋养髓海。

（二）辨证施治

1. 肝阳上亢证

【症状】　头晕目眩，耳鸣，头胀痛，急躁易怒，失眠多梦，每因恼怒或烦劳而加重，口苦口干，舌红，苔黄，脉弦。

【证候分析】　水不涵木，肝阳偏亢，风阳升动，上扰头目，则眩晕；足少阳胆经入耳中，阳亢火升，肝热移胆，循经上冲则耳鸣；肝阳亢逆无制，气血上冲，则头痛且胀；肝不疏泄，情志失疏，故急躁易怒；阳盛化火，灼耗阴液以致心神失养则失眠多梦；恼怒劳累，可致气火内郁，故能加重诸症；胆火犯胃，随肝气上逆则口苦口干。舌质红，苔黄，脉弦均为肝阳上亢之象。

【治法】　平肝潜阳，滋养肝肾。

【操作】

（1）操作部位：任脉、足太阳膀胱经在背部循行区域、足厥阴肝经在腹部循行区域、足少阳胆经在头颞部循行区域；神阙、期门、章门、太冲、行间、风池、风府、完骨、印堂、神庭、率谷、太阳、桥弓、气冲、涌泉、心俞、厥阴俞、膈俞、肝俞、胆俞、脾俞、胃俞、三焦俞、肾俞穴。

（2）操作手法：掌振法、捻法、指揉法、一指禅推法、指按法、抹法、扫散法、拿五经法、擦法、按揉法。

（3）操作步骤

1）掌振法施于神阙穴，共 1min，以腹部微热为度。

2）捻泻法施于期门、章门、太冲、行间穴，40 次/分，共 1min。

3）指揉法施于风池、风府、完骨、印堂、神庭、率谷穴，每穴 0.5min，以局部酸胀为度。

4）一指禅推法施于肝经在腹部循行区域，逆经方向，每侧各 7 次。

5）指按法施于气冲穴，共 1min，抬手后以下肢热胀为佳。

6）抹法，自印堂穴向上抹至神庭穴，再从印堂向两侧沿眉弓抹至太阳穴，共 2min。

7）扫散法施于胆经在头颞部循行区域，两侧交替进行，共 1min。

8）拿五经法，自前额经头顶向后至后枕部，共 1min。

9）按揉法施于膀胱经（心俞至肾俞穴为主），每侧各 2min，以局部酸胀为度。

10）擦法施于涌泉穴，共 1min，以皮肤透热为度。

11）抹桥弓，用拇指桡侧面沿桥弓自上而下进行推抹，两侧交替进行，共 1min。

1）～8）取仰卧位；9）～10）取俯卧位；11）取坐位。

【解析】　水不涵木，肝阳上亢，以致肝风上扰清窍。掌振法施于神阙穴以振奋脏腑之气；捻泻期门、章门、太冲、行间穴，配合一指禅推肝经在腹部循行区域以疏肝平肝；扫散头部以清利头目；抹头面部及指揉风池、风府、完骨、印堂、神庭、率谷穴可疏散头面之风以缓解局部症状；拿五经、抹桥弓可抑制肝阳上冲之势；指按气冲穴以调和营血；按揉膀胱经、擦涌泉穴以激发经气，滋养肝肾。

2. 痰湿中阻证

【症状】　眩晕，头重昏蒙，或伴视物旋转，胸闷恶心，呕吐痰涎，食少多寐，舌苔白腻，脉濡滑。

【证候分析】　风痰上扰，阳气被遏，则眩晕；痰蒙清窍，故头重昏蒙，或伴视物旋转；痰浊阻遏气机，故胸闷；痰浊停聚中焦，胃气失降，则恶心，呕吐痰涎；痰湿困脾，脾阳不振则食少；气血无以上承，髓海失养则多寐；舌苔白腻，脉濡滑为痰湿内蕴之征。

【治法】　行气健脾，理气化痰。

【操作】

（1）操作部位：冲脉、任脉、带脉、足少阳胆经在头颞部循行区域、足太阳膀胱经在背部循行区域；中脘、巨阙、阑门、梁门、石关、水分、太乙、中极、天枢、丰隆、带脉、印堂、神庭、百会、四神聪、太阳、风池、完骨、膈俞、肝俞、胆俞、脾俞、胃俞、三焦俞穴。

（2）操作手法：层按法、迎法、捻法、捏提法、抹法、指揉法、扫散法、捏脊法。

（3）操作步骤

1）层按带之泻中带补法施于中脘穴，按提各 1.5min，各层停留 3min，以下肢热胀为度。

2）迎法施于巨阙穴同时捻泻法施于阑门穴，40 次/分，共 1min，以胃肠气通感为佳。

3）迎法施于左梁门、右石关穴同时捻泻法施于水分、太乙、中极、天枢穴，30 次/分，每穴 0.5min。

4）捻调法施于丰隆穴，35 次/分，共 0.5min。

5）捏提法施于带脉穴，5 次，以局部胀痛为度。

6）抹法，自印堂穴向上抹至神庭穴，再从印堂向两侧沿眉弓抹至太阳穴，共 1min。

7）指揉法施于百会、四神聪、太阳、风池、完骨穴，每穴 0.5min，以局部酸胀为度。

8）扫散法施于胆经在头颞部循行区域，共 1min。

9）捏脊法施于膀胱经（膈俞至三焦俞穴为主），每侧各 3 次，以局部胀痛为度。

1）～8）取仰卧位；9）取俯卧位。

【解析】 《丹溪心法·头眩》言"无痰不作眩"，此证为痰湿困脾，风痰上扰。层按之泻中带补法施于中脘穴可行气健脾，以助化湿祛痰；迎巨阙穴同时捺泻阑门穴以调畅中焦；迎左梁门、右石关穴，捺泻水分、太乙、中极、天枢穴，配合捺调丰隆穴以助渗下，化痰湿；指揉百会、四神聪、太阳、风池、完骨穴可开诸头窍以祛风；头面部抹法配合扫散胆经在头颞部循行区域以清利头目；捏提带脉穴以调达气机；捏脊法施于膈俞至三焦俞穴可助运水湿，使痰湿从下焦排出。

3. 气血两虚证

【症状】 眩晕，动则加剧，劳累即发，神疲懒言，乏力自汗，气短声低，食少纳呆，面色少华，唇甲淡白，心悸失眠，舌质淡嫩，脉细。

【证候分析】 气虚则清阳不振，血虚则脑失所养，发为眩晕；劳则耗气，故动则加剧，遇劳则发；气虚不能振奋精神，故神疲懒言；肺中少气，故气短声低；脾气虚而失健运，故食少纳呆；津液失固，则乏力自汗；气血两虚不能上荣面舌、充盈脉络，故面色少华，唇甲淡白；血不养心，则心悸失眠；舌质淡，脉细弱为气血亏虚之征。

【治法】 补益气血，滋养髓海。

【操作】

（1）操作部位：冲脉、任脉、足太阳膀胱经在背部循行区域；中脘、气海、巨阙、建里、神庭、百会、四神聪、内关、三阴交、太溪、气冲、神阙、心俞、督俞、膈俞、肝俞、胆俞、脾俞、胃俞、三焦俞、肾俞、气海俞穴。

（2）操作手法：层按法、指振法、迎法、捺法、指揉法、指按法、掌合法、按揉法。

（3）操作步骤

1）层按提法施于中脘穴，按提各 2min，各层停留 2min，以下肢热胀为度。

2）指振法施于气海穴，共 2min，以腹部微热为度。

3）迎法施于巨阙穴同时捺补法施于建里穴，20 次/分，共 1min。

4）指揉法施于神庭至百会穴一线、四神聪穴，20 次/分，共 1min。

5）捺调法施于内关、三阴交、太溪穴，30 次/分，每穴 0.5min。

6）指按法施于气冲穴，共 1min，抬手后以下肢热胀为佳。

7）掌合法施于中腹部（以神阙穴为中心），10 次。

8）按揉法施于膀胱经（心俞至气海俞穴为主），每侧各 2min，以局部酸胀为度。

1）～7）取仰卧位；8）取俯卧位。

【解析】 气血亏虚，清窍失养，层按提法施于中脘穴以健运脾胃，配合指按气冲穴以调气通脉，促进气血的生化输布；指振气海穴以振奋一身之气；迎巨阙穴同时捺补建里穴以健脾畅中，使气血得生；指揉神庭至百会穴一线及四神聪以使气血上承，充养髓海；捺调肝脾肾三经交会之处三阴交及肾经太溪穴以滋阴养神；捺调内关穴以助气血运行，充养心神；掌合法施于神阙穴以促进气血化生；按揉心俞至气海俞穴，可激发心脾之气，使二脏各司其职。

4. 肾精亏虚证

【症状】 眩晕，精神萎靡，健忘，腰膝酸软，耳鸣，遗精。偏肾阴虚者，五心烦热，咽干口燥，舌红少苔，脉细数。偏肾阳虚者，四肢不温，形寒怯冷，舌质淡，脉沉细无力。

【证候分析】　肾精不足，脑髓失充，头目失养，故头晕目眩，精神萎靡，健忘；腰为肾府，肾精不足，髓减骨弱，故腰酸膝软；肾开窍于耳，肾精不足，耳窍失养，故耳鸣，虚证耳鸣多声细如蝉；阴虚生内热，虚热内蒸，故五心烦热；阴津亏虚，口舌失润，故咽干口燥；舌质红，苔少，脉细数为阴虚之象；肾阳亏虚无以温煦，故四肢不温，形寒怯冷；舌质淡，脉沉细无力为阳虚之象。

【治法】　滋肝补肾，益精填髓。

【操作】

（1）操作部位：任脉、督脉、足太阳膀胱经背部循行区域、枕部；关元、气海、神阙、百会、四神聪、太溪、三阴交、气冲、膈俞、肝俞、胆俞、脾俞、胃俞、三焦俞、肾俞、气海俞、大肠俞、关元俞、命门穴。

（2）操作手法：指振法、旋揉法、指揉法、捺法、指按法、掌揉法、擦法。

（3）操作步骤

1）指振法施于关元、气海穴，每穴 1min，以腹部微热为度。

2）旋揉法施于中腹部（以神阙穴为中心），25 次/分，共 2min。

3）指揉法施于百会、四神聪穴、枕部，每穴 0.5min，以局部酸胀为度。

4）捺调法施于太溪、三阴交穴，每穴 0.5min，以局部酸胀为度。

5）指按法施于气冲穴，共 1min，抬手后以下肢热胀为佳。

6）掌揉法施于膀胱经（膈俞至关元穴为主），每侧各 1min，以局部酸胀为度。

7）擦法施于督脉（命门穴为主），共 0.5min，以皮肤透热为宜。

1）～5）取仰卧位；6）～7）取俯卧位。

【解析】　肾精不足，脑失所养而致眩晕。指振关元、气海穴以调补元气，补肾填精；以神阙穴为中心施以旋揉法可振奋脏腑之气，使精气得运；指揉百会、四神聪穴、枕部以引精气上承髓海，醒脑止晕；捺调三阴交、太溪穴可滋阴养神；指按气冲穴可将足阳明胃经气血引向冲脉，以利周身气血运行；掌揉膈俞至关元俞穴以振奋膀胱经经气；擦法施于督脉，重点作用于命门穴以振奋肾阳，推动肾精上承。

第十一节　面　瘫

面瘫，古称"口僻"，俗称"吊线风"，是以口眼向一侧歪斜为主要临床表现的病症。本病无明显季节性，任何年龄段均可发病，多见于 20～40 岁青壮年。《灵枢·经筋》曰："足之阳明，手之太阳，筋急则口目为僻。"《诸病源候论·风口㖞候》有："口㖞僻，言语不正，而目不能平视。"

西医学中周围性面神经麻痹可参考本节辨证施术。

一、病　因　病　机

面瘫多由正气不足，脉络空虚，卫外不固，风邪乘虚入中经络，导致气血痹阻，面部少阳脉络、阳明经筋失于濡养，以致肌肉纵缓不收而发。脏腑推拿临证治疗常见病机如下。

1. 风寒外袭　多由风寒之邪侵犯阳明、少阳之脉，邪气壅塞，以致气机阻滞，营血不荣于面，使经筋失养，肌肉纵缓不收而发病。

2. 气血亏虚　思虑过多，劳役过度或久病之后，人体气血亏虚，正气不足，邪气乘虚入中经络，致使气血不畅，经脉失养而发病。如林珮琴《类证治裁》言："口眼㖞斜，血液衰涸，不能荣润筋脉。"喻嘉言《医门法律》云："口眼㖞斜，面部之气不顺也。"

二、诊 查 要 点

（一）诊断依据

（1）以一侧面部肌肉板滞、麻木、瘫痪、额纹消失、眼裂变大，露睛流泪，鼻唇沟变浅，口角下垂歪向健侧，患侧不能皱眉、蹙额、闭目、露齿、鼓颊。

（2）少数患者初起时可有耳后、耳下及面部疼痛。

（3）严重者还可出现患侧舌前 2/3 味觉减退或消失及听觉障碍。

（4）神经电图、肌电图、脑 CT 等检查有助于诊断。

（二）鉴别诊断

1. 中枢性面瘫　病变对侧睑裂以下的颜面表情肌瘫痪，睑裂以上皱眉、提眉、闭眼、眉毛高度与睑裂大小均与对侧无异，额皱与对侧深度相等；常伴有面瘫同侧肢体瘫痪、腱反射异常、巴宾斯基征阳性等；无味觉、泪液、唾液分泌障碍，听力无明显改变。常见于脑血管病、脑肿瘤、脑外伤等。

2. 吉兰-巴雷综合征　又称急性炎性多发性脱髓鞘性神经根神经病。可见周围性面瘫症状，但多为双侧性，可伴有对称性的四肢迟缓型瘫痪，实验室检查有脑脊液-蛋白分离现象。急性起病，快速进展，多有明确的感染史。

3. 桥脑小脑角颅底病变　桥脑小脑角颅底病变除面瘫症状外，常伴有复视、耳鸣、眩晕、眼球震颤、共济失调等表现。多见于听神经瘤、桥脑小脑角膜瘤、蛛网膜炎、颅底脑膜炎、鼻咽癌等。

三、脏腑推拿治疗

（一）治疗原则

治疗面瘫以疏风通络，调气和血，解痉止痛为首要原则。根据"虚则补之，实则泻之"理论，凡病邪阻滞者，辨其邪而去之；气血不足者，视其虚而补之；偏于风寒者，祛风寒兼通络。

（二）辨证施治

1. 风寒外袭证

【**症状**】　面部有风寒侵袭病史，可有恶寒重，发热轻，肢体酸痛等全身症状，舌淡，苔薄白，脉浮紧。

【**证候分析**】　风为阳邪，具有升发向外、向上之性，易伤头面诸窍，寒为阴邪，其性凝滞，主收引，易伤阳气。两邪相感，束于肌表，邪正交争，发为本病。邪气侵袭，正气尚存，但风寒偏盛，故见恶寒重、发热轻；头为诸阳之会，足太阳之脉主一身之表，风寒客之，可见肢体酸痛。舌淡，苔薄白，脉浮紧为风寒表实证的典型舌脉表现。

【治法】　疏风散寒，通络止痛。

【操作】

（1）操作部位：冲脉、任脉、督脉、额部、颞部、面颊部；上脘、印堂、听宫、神庭、口禾髎、阳白、太阳、四白、睛明、迎香、地仓、颧髎、下关、颊车、牵正、承浆、翳风、合谷、大椎、风池穴。

（2）操作手法：层按法、按揉法、指推法、掌分法、拿五经法、擦法。

（3）操作步骤

1）层按带法之泻中带补法施于上脘穴，按提各 1.5min，各层停留 2min，以下肢热胀为度。

2）按揉法施于印堂穴向左右至两侧上下眼眶，自睛明穴沿两侧额骨向耳前听宫穴，从迎香穴沿两侧颧骨向耳前听宫穴，共 3min。

3）指推法施于印堂至神庭穴，患侧口禾髎至牵正穴，承浆穴至下颌角，颊车至地仓穴，共 2min，以局部酸胀为度。

4）按揉法施于阳白、太阳、四白、睛明、迎香、地仓、颧髎、下关、颊车、牵正、承浆、翳风、合谷穴，共 2min，以局部酸胀为度。

5）掌分法施于印堂向左右至两侧太阳穴，10 次。

6）按揉法施于风池、大椎穴，每穴 1min，以局部酸胀为度。

7）拿五经法，共 1min。

8）擦法施于督脉，共 0.5min，以皮肤透热为宜。

1）～5）取仰卧位；6）～7）取坐位；8）取俯卧位。

【解析】　风寒之邪侵袭头面，层按之泻中带补法施于上脘穴以清利头目，充养髓海；按揉法施于头面部，自印堂穴向左右至两侧上下眼眶、自睛明穴沿两侧额骨向耳前听宫、自迎香穴沿两侧颧骨向耳前听宫穴以通行气血；自印堂至神庭穴、患侧口禾髎至牵正穴、承浆穴至下颌角、颊车至地仓穴施以指推法，以醒神开窍；按揉阳白、太阳、四白诸穴以温通经脉，解痉止痛；自印堂穴向左右至两侧太阳穴施以掌分法以宣散卫气，祛邪外出；拿五经以布散阳气，气行痛止；按揉风池、大椎穴以发汗祛邪，进一步导风邪外出；擦法施于督脉以振奋元阳。

2. 气血亏虚证

【症状】　多见于恢复期或病程较长的患者，症见神疲乏力，肢体困倦，气短懒言，面色淡白，头晕等，舌质淡，苔薄白，脉弱或细弱。

【证候分析】　思虑过多，劳役过度或久病之后，人体气血亏虚，正气不足，邪气乘虚入中经络，致使气血不畅，经脉失养而发病。心主血脉，其华在面，心血不足，阳气亏虚，鼓动无力，血行不畅，头面、肢体失于濡养，故见神疲乏力，肢体困倦，气短懒言，面色淡白，头晕等症；舌质淡，苔薄白，脉弱或细弱为气血亏虚之象。

【治法】　补益气血，濡养经筋。

【操作】

（1）操作部位：冲脉、任脉、足太阳膀胱经在背部循行区域、额部、颞部、面颊部；上脘、神阙、巨阙、阑门、建里、气海、膻中、中府、气冲、印堂、神庭、口禾髎、承浆、阳白、太阳、四白、睛明、迎香、地仓、颧髎、下关、颊车、牵正、承浆、翳风、合谷、心俞、督俞、膈俞、肝俞、胆俞、脾俞、胃俞、三焦俞、肾俞、气海俞、大肠俞、关元俞穴。

（2）操作手法：层按法、团摩法、迎法、捺法、提拿法、指按法、按揉法、指推法、拿五经法、掌分法。

（3）操作步骤

1）层按提法施于上脘穴，按提各 2min，各层停留 1min，以下肢热胀为度。

2）团摩法施于中腹部（以神阙穴为中心），15 圈/分，共 2min。

3）迎法施于巨阙穴同时捻调法施于阑门穴，30 次/分，共 1min。

4）提拿法同时施于建里、气海穴，1 次，以胸腹气通感为佳。

5）捻调法施于膻中、中府穴，30 次/分，每穴 0.5min。

6）指按法施于气冲穴，1min，抬手后以下肢热胀为佳。

7）指推法施于印堂至神庭穴，患侧口禾髎至牵正穴，承浆穴至下颌角，颊车至地仓穴，共 2min。

8）按揉法施于阳白、太阳、四白、睛明、迎香、地仓、颧髎、下关、颊车、牵正、承浆、翳风、合谷穴，共 4min。

9）拿五经法，共 1min。

10）掌分法施于印堂向左右至两侧太阳穴，8 次。

11）按揉法施于膀胱经（心俞至关元俞穴为主），每侧各 2min，以局部酸胀为度。

1）～10）取仰卧位；11）取俯卧位。

【解析】 气血亏虚，筋脉失养，层按提法施于上脘穴以温补上焦，温阳散寒；以神阙穴为中心施以团摩法可行气和血，升清降浊；指按气冲穴以调和胃经与冲脉之气血，使气血复生；迎巨阙穴同时捻调阑门穴以调畅气机；捻调膻中、中府穴以宽胸理气；提拿建里、气海穴，配合按揉阳白、太阳、四白等穴既可补气血不足，又能通行气血以活络；指推印堂至神庭穴，患侧口禾髎至牵正穴，承浆穴至下颌角，颊车至地仓穴以祛邪通络；拿五经以布散阳气；自印堂穴向左右至两侧太阳穴施以掌分法可通行阳气，宣散气血；按揉心俞至关元俞穴以调达气机，调和气血。

第十二节　消　渴

消渴，又称消瘅，是以多尿、多饮、多食、乏力、消瘦，或尿有甜味为主要临床表现的一种病症。古代文献所言消渴，一是指消渴病，另一是指消渴症状，如口干，口渴欲饮水，小便频数等；《金匮要略》有专篇讨论，并最早提出治疗方药。《外台秘要·消中消渴肾消》引《古今录验》对消渴的临床特点作了明确的论述，"渴而饮水多，小便数……甜者，皆是消渴病也""每发即小便至甜""焦枯消瘦"；《证治准绳·消瘅》则按"三消"进行分类："渴而多饮为上消（经谓膈消），消谷善饥为中消（经谓消中），渴而便数有膏为下消（经谓肾消）"。

西医学中糖尿病、尿崩症等，如具有多尿、烦渴的临床特点，与消渴病有某些相似之处者，均可参考本节辨证施术。

一、病　因　病　机

消渴病因复杂，多由禀赋不足、饮食失节、情志失调、劳欲过度等导致发病。消渴病变的脏腑主要在肺、胃、肾，其病机主要在于阴津亏损，燥热偏胜，而以阴虚为本，燥热为标，两者互为因果。脏腑推拿临证治疗常见病机如下。

1. 燥热伤肺　郁怒伤肝，肝气郁结，思虑过度等，以致郁久化火，火热内燔，消灼肺胃阴津，燥热伤肺，正如《临证指南医案·三消》曰："心境愁郁，内火自燃，乃消症大病。"

2. 胃燥津伤　嗜食肥甘厚味，醇酒厚味，辛辣香燥之品，脾胃受损，而致中焦运化失职，积热内蕴，化燥伤津，发为消渴。《素问·奇病论》言："此肥美之所发也，此人必数食甘美而多肥也，肥者令人内热，甘者令人中满，故其气上溢，转为消渴。"

3. 阴阳两虚　由于阴阳互根，阳生阴长，消渴病日久，阴伤气耗，阴损及阳，阴阳俱虚，其中以肾阳虚及脾阳虚较为多见。

二、诊 查 要 点

（一）诊断依据

（1）口渴多饮、多食易饥、尿频量多、形体消瘦或尿有甜味等具有特征性的临床症状，是诊断消渴病的主要依据。

（2）初期可无明显临床症状，中后期有口渴多饮，多食易饥，尿频量多，形体消瘦等"三多一少"症状，严重者可见烦渴、头痛、呕吐、腹痛、呼吸短促，甚或昏迷厥脱危象。病久常并发眩晕、肺痨、胸痹、中风、雀目、疮疖等。

（3）由于本病的发生与禀赋不足有较为密切的关系，故消渴病的家族史可供诊断参考。

（4）查空腹、餐后 2 小时血糖和尿糖，尿比重，葡萄糖耐量试验等，有助于明确诊断。病情较重时，尚需查血酮体，血尿素氮，肌酐，二氧化碳结合力及血钾、钠、钙、氯化物等。

（二）鉴别诊断

1. 口渴症　以一般性口渴喜饮水为主要临床表现，可见于外感热病高热过程，或失血后，或其他原因津液耗损亡失之后。随原发病好转，不伴多食、消瘦等消渴的特点，血糖检查呈阴性。

2. 瘿病　其中气郁化火、阴虚火旺的证型，以情绪激动、多食善饥、形体日渐消瘦、心悸、眼突、颈部一侧或两侧肿大为特征。其中多食易饥、消瘦类似于中消的临床表现，但以眼球突出、颈前肿大为鉴别点，且无多饮、多尿、尿甜等症。

三、脏腑推拿治疗

（一）治疗原则

本证治疗以养阴清热、调畅气机为基本原则，但要根据所处不同阶段，病位不同或兼夹病邪不同，以及伤及脏腑、气血阴阳不同，予以相应治则。《医学心悟·三消》言："治上消者，宜润其肺，兼清其胃；治中消者，宜清其胃，兼滋其肾；治下消者，宜滋其肾，兼补其肺。"

（二）辨证施治

1. 燥热伤肺证

【症状】　口干，烦渴多饮，尿频量多，气短乏力，自汗，舌红苔黄，脉洪数。

【证候分析】　五志过极化火，移热于肺，或嗜食肥甘厚味之品，胃热上蒸于肺，或下元肾水亏乏，不能制火，火上乘肺，均可刑伐肺金，肺因燥热所伤，宣降失调，津液直行膀胱排泄而出，故见小便频多；津液不能上承，故口干，烦渴多饮；壮火食气，燥热伤津耗气，故见气短乏力，自汗；舌红苔黄，脉洪数为燥热之象。

【治法】 清热润肺，生津止渴。

【操作】

（1）操作部位：冲脉、任脉、带脉、足阳明胃经在腹部循行区域、足太阳膀胱经在背部循行区域；上脘、神阙、巨阙、阑门、建里、气海、中府、云门、膻中、手三里、阴陵泉、三阴交、照海、肺俞、厥阴俞、心俞、督俞、膈俞、肝俞、胆俞、脾俞、胃俞、三焦俞、肾俞、气海俞、大肠俞穴。

（2）操作手法：层按法、掌运法、一指禅推法、迎法、捺法、提拿法、指揉法、按揉法。

（3）操作步骤

1）层按散法施于上脘穴，按提各 1min，各层停留 2min，以下肢麻胀为度。

2）掌运法施于神阙穴一线，15 次/分，共 2min。

3）一指禅推法施于胃经在腹部循行区域，顺经方向，每侧各 5 次。

4）迎法施于巨阙穴同时捺泻法施于阑门穴，35 次/分，共 1min，以胃肠气通感为佳。

5）提拿法同时施于建里、气海穴，1 次，以胸腹气通感为佳。

6）捺调法施于中府、云门、膻中穴，30 次/分，每穴 0.5min。

7）指揉法施于手三里、阴陵泉、三阴交、照海穴，每穴 0.5min，以局部酸胀为度。

8）按揉法施于膀胱经（肺俞至大肠俞穴为主），每侧各 2min，以局部酸胀为度。

1）～7）取仰卧位；8）取俯卧位。

【解析】 上消之证，多为五志过极化火，或嗜食肥甘厚味之品，日久煎灼津液，燥热所伤，肺失宣降所致。层按散法施于上脘穴以疏通气血，清肺润燥；掌运神阙穴一线可调畅腹气，以利肺气；沿胃经在腹部循行区域施以一指禅推法以调畅经气；迎巨阙穴同时捺泻阑门穴以通调水道；提拿建里、气海穴以调节脾胃运化，调和腹部气血，恢复肺的宣发功能；捺调中府、云门、膻中穴以助气血内溉脏腑，外濡肌腠；指揉手三里、阴陵泉、三阴交、照海穴以滋阴润燥；按揉肺俞至大肠俞穴以调诸脏而行气血。

2. 胃燥津伤证

【症状】 消谷善饥，口干欲饮，尿频量多，尿浊色黄，呼出气热，舌质红，苔黄，脉洪大。

【证候分析】 饮食不节，过食肥甘厚味之品，湿热蕴结脾胃，胃主腐熟水谷，胃热过盛，则消谷善饥；肺热伤津，津液耗伤，欲饮水自救，故烦渴引饮；饮水虽多，但不能布散全身，自趋下泄，肾失固摄，水液从小便而出，故尿多而色黄；肺胃燥热上浮，故见呼出气热；舌质红，苔黄，脉洪大皆为热象。

【治法】 清胃润燥，泻火通便。

【操作】

（1）操作部位：冲脉、任脉、足阳明胃经在腹部循行区域、足太阳膀胱经在背部循行部位；中脘、神阙、巨阙、阑门、建里、天枢、气海、足三里、上巨虚、阴陵泉、三阴交、膈俞、肝俞、胆俞、脾俞、胃俞、三焦俞、肾俞、气海俞、大肠俞穴。

（2）操作手法：层按法、掌运法、一指禅推法、迎法、捺法、提拿法、指揉法、按揉法。

（3）操作步骤

1）层按散法施于中脘穴，按提各 1min，各层停留 3min，以下肢凉麻为度。

2）掌运法施于神阙穴一线，20 次/分，共 1min。

3）一指禅推法施于胃经在腹部循行区域，顺经方向，每侧各 8 次。

4）迎法施于巨阙穴同时捺泻法施于阑门穴，40 次/分，共 1min，以胃肠气通感为佳；捺调建里、天枢穴，30 次/分，每穴 0.5min。

5）提拿法同时施于建里、气海穴，1 次，以胸腹气通感为佳。

6）指揉法施于足三里、上巨虚、阴陵泉、三阴交穴，每穴 0.5min，以局部酸胀为度。

7）按揉法施于膀胱经（膈俞至大肠俞穴为主），每侧各 3min，以局部酸胀为度。

1）～6）取仰卧位；7）取俯卧位。

【解析】　本证属于中上消合见，胃燥津伤，中满内热是本证的核心病机，脏腑推拿"寓泻于通"，可以通过通经络、调脏腑来达到泻实的目的。层按散法施于中脘穴以调理中焦，化滞和中；掌运神阙穴一线以助六腑气化；一指禅推法施于胃经以理气和胃；指揉足三里、上巨虚穴以沟通表里，调补兼用；迎巨阙穴同时捺泻阑门穴，捺调建里、天枢穴可复升清降浊之功；提拿建里、气海穴以畅达气机；阴陵泉穴为脾经合穴，主"逆气而泄"，三阴交穴汇通肝脾肾经，指揉二穴以滋阴清热，调补兼施；按揉膈俞至大肠俞穴以调诸脏而行气血。

3. 阴阳两虚证

【症状】　口燥咽干，饮多溲多，小便浑如膏脂，面容憔悴，腰膝酸软，畏寒肢冷或阳痿，或月经不调，舌淡苔白，脉沉细无力。

【证候分析】　本证多见于消渴后期，阴损及阳，肾阴阳俱虚，则腰膝酸软。阴虚无以制阳，则口燥咽干；下元亏虚，真火不足，无以温煦则饮多溲多；无力蒸腾气化，则兼小便浑如膏脂；阳虚无力温煦四肢，则畏寒肢冷，或阳痿或月经不调；舌淡苔白，脉沉细无力为阳虚火力衰微之征。

【治法】　补虚益气，养阴温阳。

【操作】

（1）操作部位：冲脉、任脉、督脉、足太阳膀胱经在背部循行区域；下脘、神阙、足三里、血海、阴陵泉、三阴交、太溪、涌泉、京门、气冲、肺俞、厥阴俞、心俞、督俞、膈俞、肝俞、胆俞、脾俞、胃俞、三焦俞、肾俞、气海俞、大肠俞、关元俞穴。

（2）操作手法：层按法、掌振法、指揉法、指按法、摩揉法、按揉法、擦法。

（3）操作步骤

1）层按提法施于下脘穴，按提各 2min，各层停留 1min，以下肢热胀为度。

2）掌振法施于神阙穴，共 1min，以腹部微热为度。

3）指揉法施于足三里、血海、阴陵泉、三阴交、太溪、涌泉、京门穴，每穴 0.5min，以局部酸胀为度。

4）指按法施于气冲穴，共 1min，抬手后以下肢热胀为佳。

5）摩揉法施于全腹，以腹部微热为度。

6）按揉法施于膀胱经（肺俞至关元俞穴为主），每侧各 2min，以局部酸胀为度。

7）擦法施于督脉，共 0.5min，以皮肤透热为宜。

1）～5）取仰卧位；6）～7）取俯卧位。

【解析】　本证多见于消渴病中后期，阴阳俱损，治疗以调补阴阳为主，脏腑推拿长于温阳，故从脾肾入手，温阳益气以助脾运化，助肾蒸化。层按提法施于下脘穴，配合掌振神阙穴以温阳益肾，使蒸化有常，水津并行；指揉足三里穴以补益胃气；指揉三阴交、阴陵泉与血海穴相配合，以调动阴血，激发阳气；指揉太溪、涌泉、京门穴以温阳益肾，恢复蒸腾气化作用；指按气冲穴以调气通脉，促进周身气血运行；摩揉全腹以补虚益气；按揉肺俞至关元俞穴以调诸脏而行气血；督脉为阳脉之海，施以擦法可以加强其温煦固摄作用。

第十三节 肥 胖

肥胖是由于多种原因导致体内膏脂堆积过多，体重异常增加，并伴有头晕乏力、神疲懒言、少动气短等症状的一类病证。肥胖症分为单纯性和继发性两类，前者一般无明显病因，临床上最为常见；后者有明确病因，常继发于神经、内分泌和代谢疾病，或与遗传、药物有关。

本节主要介绍单纯性肥胖症的脏腑推拿治疗方法，继发性肥胖可在积极治疗原发病基础上参考本节辨证施术。

一、病因病机

肥胖多因年老体弱、过食肥甘、缺乏运动、先天禀赋等导致气虚阳衰、痰湿瘀滞形成。脏腑推拿临证治疗常见病机如下。

1. 湿热内蕴 过食肥甘、膏粱厚味之品，导致湿热内盛，精微不化，膏脂瘀积。《素问·奇病论》："此肥美之所发也，此人必数食甘美而多肥也，肥者令人内热，甘者令人中满……"

2. 脾虚痰滞 先天禀赋不足，素体脾虚，或饮食不节，暴饮暴食，损伤脾胃，脾失健运，不能布散水谷精微及运化水湿，痰湿困脾，使水谷不能完全转化为精微物质，反流注充斥于皮里膜外而发为肥胖。

3. 脾肾阳虚 脾虚日久，运化失常，湿浊内生，脾病及肾，肾阳虚衰，不能化气行水，可致水湿内停，泛溢于肌肤，阻滞于经络，形成肥胖。《石室秘录·肥治法》："肥人多痰，乃气虚也，虚则气不能运行，故痰生之。"

二、诊查要点

（一）诊断依据

（1）体重超出标准体重 20%以上，或体重指数超过 24，排除肌肉发达或水分潴留因素，即可诊断本病。

（2）有饮食过多，恣食肥甘厚味等不良饮食习惯，或缺乏运动，或有肥胖家族史。

（3）初期轻度肥胖常无自觉症状，中重度肥胖可有身体沉重、头晕乏力、行动迟缓，甚或动则喘促等症状。

（4）排除水肿及器质性病变。

（二）鉴别诊断

1. 水肿 水肿严重时，体重亦增加，但以颜面及四肢凹陷性水肿为主，可伴有小便不利、腹部胀满、全身皆肿等临床症状，肥胖患者无此临床表现。水肿经治疗病理性水湿排出体外后，体重可迅速减轻，降至正常，肥胖患者体重减轻则相对较缓。

2. 鼓胀 腹胀如鼓，往往伴有头面四肢消瘦、腹部脉络怒张、尿少等症，多有明确的原发性疾病。

三、脏腑推拿治疗

（一）治疗原则

肥胖多属本虚标实之证，气虚为主，兼阴阳失调，或兼阳虚，或兼阴虚等；标实以膏脂、痰浊为主，兼有水湿、血瘀或气滞。总体以健脾化痰，疏肝理气，补肾益精，祛浊消脂为基本治疗原则。

（二）辨证施治

1. 湿热内蕴证

【症状】 形体肥胖，口腻而干，渴不欲饮，脘胀痞闷，便溏恶臭，舌质红，苔黄腻，脉濡数或滑数。

【证候分析】 过食肥甘厚味、辛辣刺激之品，有碍气机运化，聚湿成痰，郁而化热，湿热伤津则口腻而干，渴不欲饮；湿阻中焦，故脘胀痞闷；湿热下注，则见便溏恶臭；舌质红，苔黄腻，脉濡数或滑数均为湿热之象。

【治法】 理气和中，清热利湿。

【操作】

（1）操作部位：冲脉、任脉、足太阳膀胱经在背部循行区域；中脘、神阙、巨阙、阑门、梁门、石关、水分、太乙、中极、水道、上巨虚、下巨虚、内庭、天枢、丰隆、膈俞、肝俞、胆俞、脾俞、胃俞、三焦俞、肾俞、气海俞、大肠俞、关元俞、小肠俞穴。

（2）操作手法：层按法、掌运法、迎法、捺法、指揉法、捏脊法。

（3）操作步骤

1）层按散法施于中脘穴，按提各1min，各层停留3min，以下肢麻凉胀为度。

2）掌运法施于神阙穴一线，20次/分，共2min。

3）迎法施于巨阙同时捺泻法施于阑门穴，40次/分，共1min，以胃肠气通感为佳。

4）迎法施于左梁门、右石关穴，同时捺泻法施于水分、天枢、太乙、水道、中极穴，35次/分，每穴0.5min。

5）指揉法施于上巨虚、下巨虚、内庭、丰隆穴，每穴0.5min，以局部酸胀为度。

6）捏脊法施于膀胱经（膈俞至小肠俞穴为主），每侧各5次，以局部胀痛为度。

1）～5）取仰卧位；6）取俯卧位。

【解析】 湿性重浊黏腻，易阻碍气机，湿与热合，湿热交困，则热因湿阻而难清，湿因热蒸而阳气受伤更甚。层按散法施于中脘穴以疏泄中焦气机，理气祛湿，配合捺泻水道穴辅以清湿热，利膀胱。掌运神阙穴一线可斡旋中焦，助气化；迎巨阙穴同时捺泻阑门穴以行气化湿；迎左梁门、右石关穴，捺泻水分、天枢、太乙、水道、中极穴以助湿邪排出；"荥主身热"，指揉内庭穴可清热降火；"合治内腑"，指揉下巨虚穴可理肠胃，清湿热，化积滞，进而恢复小肠泌别清浊功能；指揉上巨虚、丰隆穴以和胃降浊，祛湿化痰；捏脊法施于膈俞至小肠俞穴以畅达气机，渗利水湿。

2. 脾虚痰滞证

【症状】 形体肥胖，倦怠乏力，脘腹痞闷，肢体困重，舌质淡或胖，舌苔白腻，脉濡缓。

【证候分析】 素体脾虚，脾失健运，痰浊困阻，水谷不化，精微物质充斥于皮里膜外故见形体肥胖；水湿溢泛，运化不及，故见倦怠乏力，脘腹痞闷，肢体困重；舌质淡或胖，舌苔白腻，脉濡缓均为脾虚痰滞之象。

【治法】 健脾益气，祛痰除湿。

【操作】

（1）操作部位：冲脉、任脉、足太阳膀胱经在背部循行区域；中脘、神阙、梁门、石关、阑门、建里、水分、太乙、中极、巨阙、气海、膻中、中府、天枢、石门、足三里、丰隆、脾俞、胃俞、三焦俞、肾俞、气海俞、大肠俞、关元俞、小肠俞穴。

（2）操作手法：层按法、掌运法、迎法、捺法、提拿法、按揉法。

（3）操作步骤

1）层按带法之泻中带补法施于中脘穴，按提各 1.5min，各层停留 2min，以下肢热胀为度。

2）掌运法施于神阙穴一线，20 次/分，共 2min。

3）迎法施于左梁门、右石关穴同时捺泻法施于阑门、水分、太乙、中极穴，35 次/分，每穴 0.5min。

4）迎法施于巨阙同时捺补法施于建里穴，25 次/分，共 1min。

5）提拿法同时施于建里、气海穴，1 次，以胸腹气通感为佳。

6）捺调法施于膻中、中府、天枢、石门、足三里、丰隆穴，35 次/分，每穴 0.5min。

7）按揉法施于膀胱经（脾俞至小肠俞穴为主），每侧各 2min，以局部酸胀为度。

1）～6）取仰卧位；7）取俯卧位。

【解析】 湿为阴邪，其性黏滞，最易困遏脾气，影响中焦气机，导致升降失职，湿浊聚集，炼为膏脂。层按之泻中带补法施于中脘穴以健脾祛湿，补虚泻实；掌运神阙穴一线可斡旋中焦，以助气化；迎左梁门、右石关穴，捺泻阑门、水分、太乙、中极穴以利水湿；迎巨阙穴同时捺补建里穴以健运脾胃；提拿建里、气海穴可健脾理气，行气化湿；捺调膻中、中府穴可宣通上焦，配合捺调天枢、石门、足三里及丰隆穴可和胃降浊，共达宣上渗下、利湿化痰之效；按揉脾俞至小肠俞穴以布散阳气，健脾益气除湿。

3. 脾肾阳虚证

【症状】 形体肥胖，颜面虚浮，面色㿠白，神疲嗜卧，气短乏力，腹胀便溏，自汗气喘，动则更甚，畏寒肢冷，下肢浮肿，尿昼少夜频，舌淡胖，苔薄白，脉沉细。

【证候分析】 脾阳不振，纳运失司，湿浊内生，困遏清阳，则见腹胀便溏，神疲嗜卧，气短乏力；肾阳不足，温煦失司，纳气不固，困阻行水，则见自汗气喘，畏寒肢冷，下肢浮肿，尿昼少夜频；脾肾阳不足，虚寒内生，温化无权，水谷不化，水湿内停，故见形体肥胖，颜面虚浮，面色㿠白；舌淡胖，苔薄白，脉沉细均为脾肾阳虚之象。

【治法】 温补脾肾，利水化饮。

【操作】

（1）操作部位：冲脉、任脉、督脉、足太阳膀胱经在背部循行区域；关元、神阙、中脘、天枢、建里、巨阙、梁门、太乙、中极、归来、带脉、膈俞、肝俞、胆俞、脾俞、胃俞、三焦俞、肾俞、气海俞、大肠俞、关元俞、八髎穴。

（2）操作手法：层按法、团摩法、指振法、掌运法、迎法、捺法、拨按法、擦法。

（3）操作步骤

1）层按提法施于关元穴，按提各 2min，各层停留 2min，以下肢热胀为度。

2）团摩法施于中腹部（以神阙穴为中心），10 圈/分，共 3min。

3）指振法施于中脘、天枢穴，每穴 1min，以腹部微热为度。

4）掌运法施于建里穴一线、神阙穴一线，20 次/分，各 1min。

5）迎法施于巨阙穴同时捺调法施于建里、梁门、太乙、天枢、中极、归来穴，30 次/分，每穴 0.5min。

6）拨按法施于带脉穴，8 次，以局部胀痛为度。

7）擦法施于督脉、膀胱经（膈俞至关元俞为主），共 0.5min，以皮肤透热为宜。

8）横擦法施于八髎穴，共 0.5min，以皮肤透热为宜。

1）～6）取仰卧位；7）～8）取俯卧位。

【解析】　脾肾阳虚，虚寒内生，水谷不化，则运化、吸收水谷精微功能失职，温化无权，气化不行，则水湿内停，发为肥胖。层按提法施于关元穴以温脾肾之阳，健脾肾之气；团摩神阙穴可温阳化气；指振中脘、天枢穴以化气血，畅气机；掌运建里穴一线及神阙穴一线以健脾益肾，温阳化气；迎巨阙穴同时捺调建里穴以健运脾胃，调理中焦脾胃气机，助气血津液布散；捺调梁门、太乙、天枢、中极、归来穴以渗利水湿，利水化饮；拨按带脉穴可利少阳枢机，助气化，以行气化湿；擦督脉、膀胱经，配合横擦八髎穴以振奋阳气，温补脾肾。

第十四节　痞　满

胃痞，又称痞满，是指以自觉心下痞塞，触之无形，按之柔软，压之不痛，视之无胀大之形为主要特征的一种病症。临床主要表现为上腹胀满不舒，以患者主观感受为主，通常发生于长夏季节，如延及中下腹部则称为脘腹胀满。古代文献多有记载，如《素问·异法方宜论》有"脏寒生满病"；《伤寒论》有"但满而不痛者，此为痞""心下痞，按之濡"。

西医学中的慢性胃炎、胃下垂和功能性消化不良等疾病，当出现以胃脘部痞塞，满闷不舒为主要表现时，可参考本节辨证施术。

一、病因病机

感受外邪、内伤饮食、情志失调等可引起中焦气机不利，脾胃升降失职而发生痞证。脏腑推拿临证治疗常见病机如下。

1. 饮食内停　暴饮暴食，或恣食生冷，或过食肥甘，或浓茶辛烈之品，损伤脾胃，纳运无力，食滞胃脘，升降失司，痰湿阻中，胃气壅塞，而生痞满。如《兰室秘藏·中满腹胀》云："或多食寒凉，及脾胃久虚之人，胃中寒则胀满，或脏寒生满病。"

2. 痰湿中阻　素体脾胃虚弱，或暴饮暴食、恣食生冷、过食肥甘，损伤脾胃，纳运无力，不能布散水谷精微及运化水湿，痰湿困脾，升降失常而致痞满。

3. 肝郁气滞　情志不遂，肝气郁滞，木旺乘土，脾胃升降失司，或忧思伤脾，思则气结，运化不力，胃腑失和，气机不畅，发为痞满。如《景岳全书·痞满》言："怒气暴伤，肝气未平而痞。"

4. 脾胃虚弱　脾胃虚弱者，脾的健运功能失司，水湿不化，聚湿生痰，壅滞中焦，气机阻滞，致中焦运化无力而成痞。隋朝巢元方《诸病源候论·诸痞候》云："其病之候，但腹内气结胀满，闭塞不通。"

二、诊查要点

（一）诊断依据

（1）以胃脘痞塞，满闷不舒为主症，并有按之柔软，压之不痛，望无胀形的特点。

（2）发病缓慢，时轻时重，反复发作，病程漫长。

（3）多由饮食不当、情志刺激、起居失常、寒温失度等因素诱发。

（4）电子胃镜或纤维胃镜、X线钡餐检查、胃肠动力检测等有助于明确诊断。

（二）鉴别诊断

1. 胃痛 两者疼痛部位都在胃脘部，且常相兼出现。但胃痛以疼痛为主症，胃痞以满闷不舒为患，可累及胸膈；胃痛病势多急，可有压痛，而胃痞起病较缓，无压痛，可资鉴别。

2. 鼓胀 两者以自觉腹部胀满为主症，但鼓胀以腹部胀大如鼓，皮色苍黄，脉络暴露为主要特点；胃痞则以自觉满闷不舒，外无胀形为特征；鼓胀涉及全腹，胃痞则集中在胃脘部；鼓胀按之如鼓，腹皮绷紧，胃痞则按之柔软。如《证治汇补·痞满》曰："痞与胀满不同，胀满则内胀而外亦有形，痞满则内觉满塞而外无形迹。"

三、脏腑推拿治疗

（一）治疗原则

本证治疗以调理脾胃升降，理气除痞消满为总则。根据痞证虚实分而论之，实者泻之，虚者补之。实者以饮食内停、痰湿中阻、肝胃不和为主，施以消食导滞、除湿化痰、疏肝和胃之法；虚者以脾胃虚弱为主，重在健脾益胃，升清降浊。虚实夹杂者，补消并用，视具体证候而定。

（二）辨证施治

1. 饮食内停证

【症状】 脘腹痞闷而胀，进食尤甚，嗳腐吞酸，恶食呕吐，或大便不调，矢气频作，味臭如败卵，舌质淡红，苔厚腻，脉滑。

【证候分析】 食滞胃脘，气机壅塞，升降失常，气滞不行则痞满而胀；进食则食滞加重，故痞满加重；食滞胃脘，损伤脾胃气机，故嗳腐吞酸，恶食呕吐，矢气频作，味臭如败卵；舌质淡红，苔厚腻，脉滑为食滞胃脘之象。

【治法】 消食和胃，行气消痞。

【操作】

（1）操作部位：任脉、带脉、足阳明胃经在腹部循行区域、足阳明膀胱经在背部循行区域；不容、承满、梁门、太乙、神阙、巨阙、建里、石关、期门、天枢、中极、足三里、下巨虚、然谷、带脉、脾俞、胃俞、三焦俞、肾俞、气海俞、大肠俞、关元俞、小肠俞穴。

（2）操作手法：一指禅推法、旋揉法、掌运法、迎法、捺法、捏提法、捏脊法。

（3）操作步骤

1）一指禅推法施于胃经在腹部循行区域（不容、承满、梁门、太乙穴为主），顺经方向，每侧各5次。

2）旋揉法施于中腹部（以神阙穴为中心），25次/分，共2min。

3）掌运法施于神阙穴一线，20次/分，共1min。

4）迎法施于巨阙穴同时捺补法施于建里穴，20次/分，共1min，以胃肠气通感为佳。

5）迎法施于左梁门、右石关穴同时捺泻法施于期门、天枢、中极穴，40次/分，每穴1min。

6）捺调法施于足三里、下巨虚、然谷穴，30次/分，每穴0.5min。

7）捏提法施于带脉穴，5次，以局部胀痛为度。

8）捏脊法施于膀胱经（脾俞至小肠俞穴为主），每侧各3次，以局部胀痛为度。

1）～7）取仰卧位； 8）取俯卧位。

【解析】 《景岳全书·杂证谟》曰："凡有邪有滞而痞者，实痞也；无物无滞而痞者，虚痞也。"饮食内停之痞证属实痞，手法以祛邪为主，补虚为辅。一指禅推法施于胃经不容、承满、梁门、太乙穴以健脾和胃，消食导滞；旋揉神阙穴可调节诸经气血，斡旋气机；掌运神阙穴一线以加强纵向经脉联系，增强消积除满之功；迎巨阙穴同时捺补建里穴以健脾消滞；迎左梁门、右石关穴以消食导滞；捺泻期门、天枢、中极穴可疏肝行气，导滞消痞；捺调足三里、下巨虚、然谷穴以助健运脾胃；捏提带脉穴以理气活血，捏脊法施于脾俞至小肠俞穴以调畅气机，和气化滞。

2. 痰湿中阻证

【症状】 脘腹痞塞不舒，胸膈满闷，头晕目眩，身重困倦，呕恶纳呆，口淡不渴，小便不利，舌质淡，苔白厚腻，脉沉滑。

【证候分析】 痰湿阻滞，胃气不降，脾气不升，脾胃升降失常则脘腹痞塞不舒；痰湿滞于胃脘，津液不能上承于口，则呕恶纳呆，口淡不渴；清浊不分，浊气在上则头晕目眩，身重困倦；舌质淡，苔白厚腻，脉沉滑皆为痰湿留滞脾胃之象。

【治法】 除湿化痰，理气和中。

【操作】

（1）操作部位：冲脉、任脉、足阳明胃经在腹部循行区域、足太阳膀胱经在背部循行区域；中脘、不容、承满、梁门、太乙、神阙、巨阙、阑门、石关、天枢、水分、天突、膻中、中府、百会、印堂、太阳、四神聪、丰隆、梁丘、脾俞、胃俞、三焦俞、肾俞、气海俞、大肠俞、关元俞、小肠俞穴。

操作视频请扫码

（2）操作手法：层按法、一指禅推法、掌运法、迎法、捺法、指揉法、掌揉法。

（3）操作步骤

1）层按带法之泻中带补法施于中脘穴，按提各1.5min，各层停留2min。

2）一指禅推法施于胃经在腹部循行区域（不容、承满、梁门、太乙穴为主），顺经方向，每侧各8次。

3）掌运法施于神阙穴一线，20次/分，共1min。

4）迎法施于巨阙穴同时捺泻法施于阑门穴，40次/分，共1min，以胃肠气通感为佳。

5）迎法施于左梁门、右石关穴同时捺泻法施于天枢、水分穴，35次/分，每穴1min。

6）捺调法施于天突、膻中、中府穴，30次/分，每穴0.5min。

7）指揉法施于百会、印堂、太阳、四神聪、丰隆、梁丘穴，每穴0.5min，以局部酸胀为度。

8）掌揉法施于膀胱经（脾俞至小肠俞穴为主），每侧各1min，以局部酸胀为度。

【解析】 《丹溪心法》言："脾气不和，中央痞塞，皆土邪之所谓也。"湿阻中焦，脾胃运化失职是发病根本原因。层按泻中带补法作用于中脘穴以健运脾胃，行气化湿；一指禅推胃经不容、承满、梁门、太乙穴以加强脾胃运化功能；掌运神阙穴一线以理气消痞；迎巨阙穴同时捺泻阑门穴可运化痰湿；迎左梁门、右石关穴以消积导滞；捺调天突、膻中、中府穴可宣通上焦，配合捺泻天枢、水分穴促进下焦气化，荡涤痰湿；指揉百会、印堂、太阳、四神聪穴以开窍升清；指揉丰隆、梁丘穴以利湿化痰；掌揉脾俞至小肠俞穴以刺激膀胱经加强利湿行水之功。

3. 肝郁气滞证

【症状】 脘腹痞闷，胸胁胀满，心烦易怒，善太息，呕恶嗳气，或吐苦水，大便不爽，舌质淡红，苔薄白，脉弦。

【证候分析】 气机郁滞，肝失疏泄，木郁土壅，脾胃升降失常，中焦壅塞，故见脘腹痞闷；肝失条达，故见胸胁胀满，心烦易怒，善太息；胃气上逆则呕恶嗳气，或吐苦水；郁久化热，积于肠腑则大便不爽；舌质淡红，苔薄白，脉弦皆为肝胃不和，气机郁滞之象。

【治法】 疏肝解郁，和胃消痞。

【操作】

（1）操作部位：冲脉、任脉、带脉、足太阳膀胱经在背部循行区域；上脘、神阙、巨阙、阑门、章门、期门、太冲、建里、气海、带脉、膈俞、肝俞、胆俞、脾俞、胃俞、三焦俞、肾俞、气海俞、大肠俞、关元俞穴。

（2）操作手法：通任脉法、层按法、掌振法、迎法、捺法、提拿法、捏提法、掌揉法。

（3）操作步骤

1）通任脉法，10次。

2）层按散法施于上脘穴，按提各1min，各层停留3min，以下肢凉麻胀为度。

3）掌振法施于神阙穴，共1min，以腹部微热为度。

4）迎法施于巨阙穴同时捺泻法施于阑门穴，40次/分，共1min，以胃肠气通感为佳；捺调法施于建里、章门、期门、太冲穴，30次/分，每穴0.5min。

5）提拿法同时施于建里、气海穴，1次，以胸腹气通感为佳。

6）捏提法施于带脉穴，7次，以局部胀痛为度。

7）掌揉法施于膀胱经（膈俞至关元俞穴为主），每侧各1min，以局部酸胀为度。

1）～6）取仰卧位；7）取俯卧位。

【解析】 肝属木，胃属土，肝主升，胃主降，升降相因则气血循环有序，气机通畅。通任脉以调理气机，疏肝和胃，消痞除满。层按散法施于上脘穴以疏肝行气。掌振神阙穴以理气畅中。迎巨阙穴同时捺泻阑门穴以清浊利湿，助导气下降；捺调建里穴以健运脾胃之气，使气机升降如常，两穴相合，顺次施法能泻其腹中余邪，调整气机。捺调章门、期门、太冲穴，配合捏提带脉穴疏肝理气，以助和解少阳，抑木扶土。提拿建里、气海穴以调畅气机。掌揉膈俞至关元俞穴，可调节阳气的运行。

4. 脾胃虚弱证

【症状】　脘腹痞闷，时轻时重，喜温喜按，纳呆便溏，神疲乏力，少气懒言，语声低微，舌质淡，苔薄白，脉细弱。

【证候分析】　脾胃虚弱，健运失职，脾胃升降失常，故见脘腹痞闷，时轻时重，喜温喜按；中焦壅塞不通，水湿不化，故见纳呆便溏；脾胃虚弱，清阳不升，浊气不降，故见神疲乏力，少气懒言，语声低微；舌质淡，苔薄白，脉细弱为脾胃虚弱之象。

【治法】　补气健脾，升清降浊。

【操作】

（1）操作部位：冲脉、任脉、足阳明胃经在腹部循行区域、足太阳膀胱经在背部循行区域、胁肋部；中脘、巨阙、建里、天突、中府、合谷、膻中、承满、梁门、天枢、气海、足三里、上巨虚、下巨虚、梁丘、脾俞、胃俞、三焦俞、肾俞、气海俞、大肠俞穴。

（2）操作手法：层按法、迎法、捺法、提拿法、一指禅推法、擦法、掌分法、掌揉法。

（3）操作步骤

1）层按带法之补中带泻法施于中脘穴，按提各 1.5min，各层停留 2min，以下肢热胀为度。

2）迎法施于巨阙穴同时捺补法施于建里穴，20 次/分，共 1min。

3）捺调法施于天突、中府、合谷、膻中、承满、梁门、天枢穴，30 次/分，每穴 0.5min。

4）提拿法同时施于建里、气海穴，1 次，以胸腹气通感为佳。

5）一指禅推法施于胃经在腹部循行区域，顺经方向，每侧各 6 次。

6）擦法施于胁肋部，共 0.5min，以皮肤透热为宜。

7）掌分法施于上腹部（以中脘穴为中心），10 次。

8）捺调法施于足三里、上巨虚、下巨虚、梁丘穴，30 次/分，每穴 0.5min。

9）掌揉法施于膀胱经（脾俞至大肠俞穴为主），每侧各 1min，以局部酸胀为度。

1）～8）取仰卧位；9）取俯卧位。

【解析】　《景岳全书·杂证谟》曰："凡有邪有滞而痞者，实痞也；无物无滞而痞者，虚痞也。"脾胃虚弱之痞证属虚痞，手法以补虚为主。层按法之补中带泻手法作用于中脘穴以补益脾胃，调气消痞；迎巨阙穴同时捺补建里穴以助脾健运；捺调天突、中府、合谷、膻中穴以宣通上焦；捺调承满、梁门、天枢穴，配合提拿建里、气海穴以运化中焦，助下焦气化，共同斡旋三焦气机；一指禅推胃经在腹部循行区域以刺激脾胃运化，升清降浊；擦胁肋部以行气散结；掌分中脘穴以调理中焦；捺调足三里、上巨虚、下巨虚、梁丘穴以和胃消痞；掌揉法脾俞至大肠俞穴以振奋阳气，益火补土。

思考题

1. 在脏腑推拿临证治疗中，指按气冲穴常用于哪些病症？有何治疗作用？

2. 请简述脏腑推拿治疗肝气犯胃型胃痛的治法及操作。

3. 请举例说明顺时针旋揉腹部与逆时针旋揉腹部在治疗功用上有何区别？

4. 请简述脏腑推拿治疗气虚感冒的操作及解析。

5. 郁证梅核气与虚火喉痹如何鉴别？

6. 请简述脏腑推拿治疗痰气郁结型郁证的操作及解析。

7. 以气血亏虚型面瘫为例，请简述脏腑推拿与针灸治疗面瘫有何异同，脏腑推拿治疗的特色。

8. 请简述脏腑推拿治疗脾虚痰滞型肥胖的治法及操作。

9. 请简述脏腑推拿治疗脾胃虚弱型胃痞的操作及解析。

10. 结合本章所学，请简述对"外治之理即内治之理"的理解。

第五章

妇科病症的防治

学习目的

通过本章学习，熟悉各妇科病症的概念、病因病机、诊断依据与鉴别诊断；掌握其治疗原则、证候分析，重点掌握其治法、操作与解析。

第一节 痛 经

痛经，又称经行腹痛，是女性正值经期或经行前后，出现周期性小腹疼痛，或者痛引腰骶，甚至痛至晕厥为主症的病症。痛经是临床常见病，常伴有性情急躁、乳房胀痛、恶心呕吐等症状。现存古代文献有关痛经的记载，最早见于《金匮要略·妇人杂病脉证并治》，其曰："带下，经水不利，少腹满痛，经一月再见者，土瓜根散主之。"其明确指出了痛经少腹胀痛、经一个月后周期性出现的特点。痛经在临床诊治时，要注意与异位妊娠、胎动不安、堕胎等妊娠病症相鉴别。

西医学中将痛经分为原发性痛经和继发性痛经。原发性痛经又称功能性痛经，是指生殖器官无器质性病变者，临床多见于青少年女性。继发性痛经多由盆腔及生殖器官器质性病变引发，常见于子宫内膜异位症、子宫腺肌病、盆腔炎等，临床多见于育龄期妇女。脏腑推拿尤其适宜治疗原发性痛经，继发性痛经也可参考本节辨证施术。

一、病 因 病 机

痛经病位在女子胞、冲任，变化在气血，表现为痛证，以"不通则痛"或"不荣则痛"为主要病机。痛经之所以伴随月经周期而发，是由于经期前后，女子胞、冲任气血变化较平时急剧，再加体质因素影响，易受致病因素干扰而发病。脏腑推拿临证治疗常见病机如下。

1. 气滞血瘀 平素抑郁，或忧思郁怒，气郁伤肝，肝气郁滞，气滞则血亦瘀滞，气滞血瘀相互为病，阻滞胞宫、冲任，血海气机不利，经血运行不畅，而发为痛经。正如《张氏医通·妇人门》所说："经行之际……若郁怒则气逆，气逆则血滞于腰腿心腹背胁之间，遇经行时则痛而加重。"

2. 寒凝血瘀 素体阳虚，冲任虚寒，阴寒内盛，或过食寒凉生冷，或涉水冒雨感受寒邪，导致寒邪客于胞宫、冲任，经血凝滞不畅，不通则痛，发为痛经。诚如《傅青主女科》云："寒

99

湿乃邪气也，妇人有冲任之脉……经水由二经而外出，而寒湿满二经而内乱，两相争而作疼痛。"

3. 气血虚弱 脾胃素虚，气血生化不足，或大病久病，气血亏损，经血外出，血海气血益虚，不能濡养胞宫、冲任，不荣则痛，发为痛经。兼之气虚则推动无力，经血运行不畅，凝滞而痛。《胎产证治》云："经止而复腰腹痛者，血海空虚气不收也。"

4. 肝肾虚损 禀赋素弱，肝肾本虚，或房劳过度，或多产或多堕胎，损伤肝肾，精血亏少，经行之后，精血愈亏，胞宫、冲任失于濡养，不荣则痛，而致痛经。

二、诊查要点

（一）诊断依据

（1）有痛经史，或有经量异常、不孕、放置宫内节育器、盆腔炎等病史。

（2）腹痛多发生在经潮前1~2天，行经第1天达高峰，可呈阵发性痉挛性或胀痛伴下坠感，严重者可放射到腰骶部、肛门、阴道、股内侧。甚至可见面色苍白、出冷汗、手足发凉等晕厥之象。也有少数于经血将净或经净后1~2天始觉腹痛或腰腹痛者。

（3）原发性痛经多无阳性体征，子宫内膜异位症可触及痛性结节，子宫腺肌病多见子宫均匀性增大、可伴有压痛，盆腔炎性病可触及包块、结节，而且多伴有压痛。

（4）盆腔超声、盆腔磁共振、宫腔镜、腹腔镜等检查，有助于明确诊断。

（二）鉴别诊断

1. 异位妊娠 小腹突发疼痛，月经量突然减少。触诊胞宫旁可及包块，胞宫内无妊娠囊，血 HCG 阳性。

2. 黄体破裂 排卵后期，下腹一侧突发剧烈疼痛，可触及下腹部压痛、反跳痛，血 HCG 阴性。

3. 卵巢囊肿蒂扭转 体位改变时下腹一侧突发剧烈疼痛，可触及下腹部压痛、反跳痛，血 HCG 阴性，超声可见附件包块。

4. 卵巢恶性肿瘤 下腹持续性胀痛，无周期性，妇科检查可触及卵巢呈实质感，表面凹凸不平，体积较大。盆腔超声、盆腔磁共振、肿瘤标志物等检查，有助于明确诊断。

三、脏腑推拿治疗

（一）治疗原则

痛经主要病位在女子胞、冲任，变化在气血，表现为痛证，故以通调气血为治疗原则。气滞血瘀者，治宜行气活血，化瘀止痛；寒凝血瘀者，治宜温经散寒，化瘀止痛；气血虚弱者，治宜益气养血，调经止痛；肝肾虚损者，治宜补肝益肾，调经止痛。又依据急则治其标，缓则治其本的原则，痛重时通经止痛以治标，平素时辨证求因以治本。

（二）辨证施治

1. 气滞血瘀证

【**症状**】 经前或经期小腹胀痛拒按，经行不畅，经血量少，血色紫暗，夹有血块，块下痛减，常伴胸胁、乳房作胀，舌质紫暗或有瘀点，脉沉弦。

【证候分析】　肝司血海，又主疏泄。情志不舒，肝失条达，气机不利，胞宫冲任气血郁滞，故经血量少；经行不畅，不通则痛，故经前或经期小腹胀痛拒按；经血瘀滞，故血色紫暗，夹有血块；块下气血暂通故痛减；胸胁、乳房为肝经之分野，肝郁气滞，故胸胁、乳房作胀；舌质紫暗或有瘀点，脉沉弦为气滞血瘀之象。

【治法】　行气活血，化瘀止痛。

【操作】

（1）操作部位：任脉、带脉、足厥阴肝经在腹部循行区域、足太阳膀胱经在背部循行区域；神阙、巨阙、阑门、建里、气海、天枢、章门、期门、血海、三阴交、地机、关元、带脉、八髎、膈俞、肝俞、胆俞、脾俞、胃俞、三焦俞、肾俞、气海俞、大肠俞穴。

操作视频请扫码

（2）操作手法：掌振法、迎法、捺法、一指禅推法、掌分法、拨按法、擦法、捏脊法。

（3）操作步骤

1）掌振法施于神阙穴，共 2min，以腹部微热为度。

2）迎法施于巨阙穴同时捺调法施于阑门、建里、气海、天枢穴，30 次/分，每穴 0.5min。

3）一指禅推法施于肝经在腹部循行区域，逆经方向，每侧各 5 次。

4）捺调法施于章门、期门、血海、三阴交、地机穴，35 次/分，每穴 0.5min。

5）掌分法施于下腹部（以关元穴为中心），10 次。

6）拨按法施于带脉穴，8 次，以局部胀痛为度。

7）横擦法施于八髎穴，共 0.5min，以皮肤透热为宜。

8）捏脊法施于膀胱经（膈俞至大肠俞穴为主），每侧各 3 次，以局部胀痛为度。

1）～6）取仰卧位；7）～8）取俯卧位。

【解析】　肝失条达，气机不利，胞宫冲任气血郁滞，血海气机不利，经血运行不畅。掌振神阙穴补益气血，益气而不滞气，补血而不留血，又可促进元气的生发，使元气经三焦输布于周身；迎巨阙穴同时捺调阑门、建里、气海、天枢穴可行气除瘀；一指禅推法施于肝经在腹部循行区域可疏理气机，气机通畅则胀消；捺调章门、期门穴以疏肝理气；捺调血海、三阴交、地机穴以活血化瘀止痛；掌分法施于关元穴以宣散瘀血，通行阳气；拨按带脉穴以开结通经；横擦八髎穴以行气止痛；捏脊法通调阳气以止痛。

2. 寒凝血瘀证

【症状】　经前或经期小腹冷痛拒按，得热痛减，或见经期延后，经血量少，经色紫暗有块，常伴畏寒肢冷，面色青白，舌质紫暗，苔白，脉沉紧。

【证候分析】　寒邪客于胞宫、冲任，血为寒凝，经血运行不畅，故小腹冷痛拒按，经血色紫暗有块；寒凝血瘀，冲任气血运行不利，则见经期延后；寒邪内盛，阻遏阳气，可见畏寒肢冷，面色青白；舌质紫暗，苔白，脉沉紧为寒凝血瘀之象。

【治法】　温经散寒，化瘀止痛。

【操作】

（1）操作部位：冲脉、任脉、督脉、带脉、足太阳膀胱经在背部循行区域；下脘、气海、关元、巨阙、阑门、石关、梁门、章门、期门、三阴交、血海、带脉、八髎穴。

（2）操作手法：层按法、摩揉法、指振法、迎法、捺法、捏提法、擦法、捏脊法。

（3）操作步骤

1）层按带法之补中带泻法施于下脘穴，下按上提各 1.5min、各层停留 3min，以下肢热胀为度。

2）摩揉法施于全腹，以腹部微热为度。

3）指振法施于气海、关元穴，每穴 1min，以腹部微热为度。

4）迎法施于巨阙穴同时捺调法施于阑门穴，35 次/分，共 1min，以胃肠气通感为佳。

5）捺调法施于石关、梁门、章门、期门、三阴交、血海穴，35 次/分，每穴 0.5min。

6）捏提法施于带脉穴，8 次，以局部胀痛为度。

7）擦法施于督脉，共 1min，以皮肤透热为宜。

8）横擦法施于八髎穴，共 1min，以皮肤透热为宜。

9）捏脊法施于督脉，5 次；施于膀胱经，每侧各 5 次，以局部胀痛为度。

1）～6）取仰卧位；7）～9）取俯卧位。

【解析】 "冲为血海，任主胞胎"，寒邪客于胞宫、冲任，血为寒凝，经血运行不畅，阻遏阳气。层按补中带泻法施于下脘穴以畅达十二经脉气血，温养胞宫；摩揉全腹以通调气血，温阳散寒；指振法施于气海、关元穴以增强温补肾阳的作用；迎巨阙穴同时捺调阑门、石关、梁门穴以调畅中焦气机；捺调章门、期门、三阴交穴以通调肝气、行气活血；捺调血海穴以活血化瘀；捏提带脉穴理气活血以止痛；擦督脉配合横擦八髎穴温阳以散寒；捏脊法施于腰背部督脉及两侧膀胱经以振奋督阳，调气通脉而止痛。

3. 气血虚弱证

【症状】 经期或经后小腹、会阴空坠不适，小腹隐痛，痛喜揉按，月经量少，色淡质稀，常伴神疲乏力、头晕心悸、面白无华，舌质淡，苔薄，脉细弱。

【证候分析】 气血虚损，不能濡养胞宫、冲任，经行之后失血伤气，致血海气血更加虚弱，不能荣养，兼之气虚推动无力，经血运行不畅，故见小腹隐痛，痛喜揉按；气虚失于固摄，可见小腹会阴空坠不适；血虚少无以出，则见经血量少，色淡质稀；气虚难以推动，故神疲乏力，血虚无以养心神、荣头面，故头晕心悸、面白无华；舌淡苔薄，脉细弱均是气血两虚之候。

【治法】 益气养血，调经止痛。

【操作】

（1）操作部位：冲脉、任脉、督脉、带脉、足太阳膀胱经在背部循行区域；中脘、巨阙、建里、神阙、百会、血海、足三里、三阴交、气冲、带脉、心俞、膈俞、肝俞、脾俞、胃俞、肾俞、八髎穴。

（2）操作手法：掌振法、层按法、迎法、捺法、团摩法、指揉法、指按法、捏提法、按揉法、擦法、捏脊法。

（3）操作步骤

1）掌振法施于神阙穴，共 2min，以腹部微热为度。

2）层按提法施于中脘穴，下按上提各 2min、各层停留 2min，以下肢热胀为度。

3）迎法施于巨阙穴同时捺补法施于建里穴，25 次/分，共 1min，以胃肠气通感为佳。

4）团摩法施于中腹部（以神阙穴为中心），10 圈/分，共 1min。

5）指揉法施于百会、血海、足三里、三阴交穴，每穴 0.5min，以局部酸胀为度。

6）指按法施于气冲穴，共 1min，抬手后以下肢热胀为佳。

7）捏提法施于带脉穴，7 次，以局部胀痛为度。

8）按揉法施于膀胱经（心俞、膈俞、肝俞、脾俞、胃俞、肾俞穴为主），每侧各 2min，以局部酸胀为度。

9）横擦法施于八髎穴，共 0.5min，以皮肤透热为宜。

10）捏脊法施于督脉，3 次；施于膀胱经，每侧各 3 次，以局部胀痛为度。

1）～7）取仰卧位；8）～10）取俯卧位。

【解析】　气血虚损，不能濡养胞宫、冲任，冲任失养，经行疼痛；气虚推动无力，血行迟滞亦致经行不畅。掌振神阙穴以培补元气；层按提法施于中脘穴以补益中气；迎巨阙穴同时捺补建里穴可调畅中焦之气；团摩神阙穴以通调气血，温阳化气；指揉百会穴以调一身之气；指揉血海、足三里、三阴交穴以滋阴补血；指按气冲穴以调理冲任；捏提带脉穴以调达气机，泻带脉而缓急止痛；按揉法施于腰背部膀胱经以调整相应脏腑功能，尤可增强脾胃运化气血的功能；横擦八髎穴以温阳行气，气行则血行；捏脊法调气通脉而止痛。

4. 肝肾虚损证

【症状】　经期或经后小腹绵绵作痛伴腰骶酸痛，痛喜揉按，月经量少，经色暗淡，质地清稀，常伴头晕耳鸣、健忘失眠、面色暗淡，舌质淡红，苔薄，脉沉细。

【证候分析】　肝肾虚损，冲任俱虚，精血本已不足，经行之后失血伤精，致血海更加空虚，胞宫更失濡养，故小腹绵绵作痛，痛喜揉按。精血亏虚，血海不能满溢，故见经血量少色淡。肾开窍于耳，肾精亏虚，髓海不充，不能荣养耳窍头面，故见头晕耳鸣、健忘失眠、面色暗淡。舌淡苔薄，脉沉细均是肝肾虚损之候。

【治法】　补肝益肾，调经止痛。

【操作】

（1）操作部位：冲脉、任脉、督脉、足太阳膀胱经在背部循行区域；神阙、关元、巨阙、建里、血海、足三里、三阴交、太溪、涌泉、百会、四神聪、太阳、风池、听宫、听会、翳风、气冲、膈俞、肝俞、脾俞、胃俞、肾俞、命门、八髎穴。

（2）操作手法：掌振法、层按法、迎法、捺法、指揉法、指按法、按揉法、擦法、捏脊法。

（3）操作步骤

1）掌振法施于神阙穴，共 1min，以腹部微热为度。

2）层按提法施于关元穴，下按上提各 2min、各层停留 1min，以下肢热胀为度。

3）迎法施于巨阙穴同时捺补法施于建里穴，25 次/分，共 0.5min。

4）捺调法施于血海、足三里、三阴交、太溪、涌泉穴，35 次/分，每穴 0.5min。

5）指揉法施于百会、四神聪、太阳、风池、听宫、听会、翳风穴，每穴 0.5min，以局部酸胀为度。

6）指按法施于气冲穴，共 1min，抬手后以下肢热胀为佳。

7）按揉法施于督脉（命门穴为主），共 1min；施于膀胱经（膈俞、肝俞、脾俞、胃俞、肾俞穴为主），每侧各 2min，以局部酸胀为度。

8）横擦法施于八髎穴，共 0.5min，以皮肤透热为宜。

9）捏脊法施于膀胱经，每侧各 3 次，以局部胀痛为度。

1）～6）取仰卧位；7）～9）取俯卧位。

【解析】　肝肾虚损，冲任俱虚，精血已损，经行之后，精血愈亏，冲任、胞宫失于濡养。掌振神阙穴以培补肾元，调理冲任，温煦胞宫；层按提法施于关元穴以补益肝肾，通调任脉；迎巨阙穴同时捺补建里穴以温补中焦；捺调血海、足三里、三阴交、太溪穴以通调肝、脾、肾三经之气，行气止痛；捺调涌泉穴可引火归元，滋养肾阴；指揉百会、四神聪、太阳、风池、听宫、听会、翳风穴以充盈髓海，荣养清窍；指按气冲穴以调理冲任，温固下元；按揉法施于腰背部膀胱经、督脉以通达阳气，调节相应脏腑气血，其中按揉肾俞穴以补益肾阴；按揉命门穴及横擦八髎穴以补益元阴元阳；捏脊法"深取痛引"而止痛。

第二节 闭 经

闭经，又称经闭、不月、月事不来、经水不通等，是指凡发育正常的女子，如超过 16 岁月经尚未来潮，或月经周期已建立后又中断 6 个月以上或月经停闭超过 3 个月经周期者。前者称原发性闭经，后者称继发性闭经。女性生殖系统先天性缺陷或者后天性损伤等因素所致的闭经，不属本节讨论范畴。青春期前、妊娠期、哺乳期、绝经期前后的月经停闭不行，或者月经初潮后 1 年内月经不行而又无其他不适者，均属生理现象，不作闭经论。闭经临床诊治时，要注意与少女停经、妊娠停经、围绝经期停经、暗经、避年等相鉴别。

西医学认为闭经是妇科疾病中的常见症状，并非一种独立疾病。西医将闭经分为子宫性闭经、卵巢性闭经、垂体性闭经、下丘脑性闭经及其他内分泌功能异常闭经，均属于中医学闭经范畴，可参考本节辨证施术。

一、病 因 病 机

闭经的病因病机比较复杂，但归纳起来无非虚、实两端。虚者多因肝肾不足、气血虚弱、阴虚血燥等导致血海空虚，精血不足，无血可下。实者多因气滞血瘀、痰湿阻滞等导致血海为邪气阻隔，脉道不通，经血难下。如《景岳全书·妇人规》以"血枯""血隔"分虚实立论，言简理明。脏腑推拿临证治疗常见病机如下。

1. 血枯 禀赋不足，肝肾未充，或房劳、多产、堕胎损伤肾精肝血，致精血匮乏。正如《医学正传》云："肾水既乏，则经血日以干涸。"脾胃素虚，气血生化不足；或思虑过度，损伤心脾，营血不足；或吐血衄血而失血；或久病耗血。正如《兰室秘藏》曰："脾胃久虚，或形羸气血俱衰，而致经水断绝不行。"或虚寒滞血，或虚热燥血等。诸种原因，皆可导致冲任大虚、血海空乏，血枯无可下而成闭经。

2. 血隔 七情内伤，肝气郁结不畅，气滞血瘀；或感受风寒湿邪，寒凝血瘀；或脾阳失运，湿聚成痰，痰湿阻滞经脉。诚如《女科切要》云："经闭而不通者，必是湿痰与脂膜壅塞之故也。"诸种邪气，皆可导致冲任瘀阻、胞脉壅塞，经血阻隔而成闭经。

二、诊 查 要 点

（一）诊断依据

（1）了解停经前月经情况，如月经初潮、周期、经期、经量、色质等情况。停经前有无诱因，如精神刺激、学习紧张、环境改变、药物影响、近期分娩、宫腔手术及疾病史。经闭时间，经闭后出现症状。原发闭经需了解生长发育状况，幼年时健康状况，营养状况，第二性征发育状况，曾否患过某些急慢性疾病，其母在妊娠过程中情况等。

（2）女子已超过 16 周岁月经尚未来潮；或月经初潮 1 年余，或月经周期已经建立后又中断

6 个月以上者，即可诊断为闭经。

（3）妇科专科检查、基础体温测定、阴道脱落细胞检查、宫颈黏液结晶检查、血清性激素测定、妇科 B 超检查、头颅 CT 和 MRI 检查、电子阴道镜检查等，有助于明确诊断。

（二）鉴别诊断

1. 少女停经　少女月经初潮后，月经停闭一段时间，这是正常生理现象。绝大多数可以在 1 年内建立月经周期，无须治疗。与月经周期已经建立后又中断 3 个月以上的闭经明显不同。

2. 育龄期妊娠停经　育龄妇女月经停闭达 6 个月以上者，需要与早孕、胎死腹中等相鉴别。妊娠停经多伴有早孕反应，尿液或者血液检查可提示怀孕，超声检查可见胚芽、胚胎甚至胎儿。闭经多伴停经前的月经紊乱，也无妊娠反应。

3. 围绝经期停经　围绝经期月经正常或紊乱，继而闭经，多伴有面部烘热汗出、心烦心悸失眠、心神不宁等症状。妇科检查子宫大小正常或稍小，血清性激素检查可出现围绝经期变化。

4. 特殊月经生理现象　闭经还要与极少见的特殊月经生理现象暗经、避年等相鉴别。暗经是终生无阴道行经，避年是月经一年一行。但是暗经者、避年者均无身体不适，而且不影响正常生育。

三、脏腑推拿治疗

（一）治疗原则

闭经的治疗原则应根据病证，虚者补而通之，实者泻而通之。血枯虚证，宜益气养血；血隔实证，宜行气活血。若因病而致经闭，当先治原发病，待病愈则经可复行；经仍未复潮者，再辨证治之。

（二）辨证施治

1. 血枯虚证

【症状】　年过 16 岁还未初潮，或月经后期量少逐渐至停闭，伴体质虚弱，腰酸腿软，头晕耳鸣，或神疲乏力，食欲不振，面色萎黄，或五心烦热，骨蒸盗汗，舌质淡，舌苔少，脉细弱。

【证候分析】　禀赋素弱，肝肾不足，天癸未至，冲任未通，故月经不潮或潮而中断；肝肾不足，则腰酸腿软，头晕耳鸣；心脾受损，气血虚弱，血海空虚，也可致月经停闭；心脾损伤，则神疲乏力，面色萎黄；肝肾阴虚，精血亏损，阴虚内热，热燥血亏，血海干涸，则见五心烦热，骨蒸盗汗，月经停闭；舌质淡，舌苔少，脉细弱为气血虚弱之象。

【治法】　补肝肾，益脾胃，养气血。

【操作】

（1）操作部位：冲脉、任脉、督脉、足太阳膀胱经在背部循行区域；神阙、关元、中脘、巨阙、建里、血海、足三里、三阴交、太溪、涌泉、百会、四神聪、太阳、风池、听宫、听会、翳风、气冲、心俞、膈俞、肝俞、脾俞、胃俞、肾俞、命门穴。

（2）操作手法：掌振法、层按法、迎法、捺法、通腑法、指揉法、指按法、按揉法、捏脊法。

（3）操作步骤

1）掌振法施于神阙穴，共 1min，以腹部微热为度。

2）层按提法施于关元、中脘穴，每穴下按上提各 2min、各层停留 1min，以下肢热胀为度。

3）迎法施于巨阙穴同时捺补法施于建里穴，25 次/分，每穴 0.5min。

4）捺调法施于血海、足三里、三阴交、太溪、涌泉穴，35 次/分，每穴 0.5min。

5）通腑法施于全腹部（中脘、关元穴为主），10 次。

6）指揉法施于百会、四神聪、太阳、风池、听宫、听会、翳风穴，每穴 0.5min，以局部酸胀为度。

7）指按法施于气冲穴，共 1min，抬手后以下肢热胀为佳。

8）按揉法施于督脉（命门穴为主），共 1min；施于膀胱经（心俞、膈俞、肝俞、脾俞、胃俞、肾俞穴为主），每侧各 2min，以局部酸胀为度。

9）捏脊法施于膀胱经，每侧各 3 次，以局部胀痛为度。

1）～7）取仰卧位；8）～9）取俯卧位。

【解析】 禀赋素弱，肝肾不足，心脾受损致气血虚弱，血海空虚，无血可下而月经停闭。掌振神阙穴补气养血，调补冲任以治本；层按提关元、中脘穴以温阳固肾，健脾养胃；通腑法重点作用于中脘、关元穴以理气活血，行气宽中，使补而不滞；迎巨阙穴同时捺补建里穴以健脾和胃，增强补益气血之功；捺调血海、足三里、三阴交穴以滋阴补血；捺调太溪、涌泉穴以滋补肾阴；指揉百会、四神聪、太阳、风池、听宫、听会、翳风穴以充盈髓海，荣养清窍；指按气冲穴以调冲任，和营血；按揉督脉以通达阳气；按揉法配合捏脊法施于两侧膀胱经以调经通脉，健脾益肾。

2. 血隔实证

【症状】 月经骤然停闭，胸胁胀痛，烦躁易怒，或形体肥胖，脘腹满闷，痰多，舌质暗淡，舌苔厚腻，脉有力，或沉或滑。

【证候分析】 气血宣通为顺，肝气郁结不畅，气滞血瘀，冲任不通，故经闭不行；肝气郁结，则胸胁胀痛，烦躁易怒；痰湿阻滞经脉，冲任不通，经闭不行，痰湿阻滞中焦则脘腹满闷，痰多；舌质暗淡，舌苔厚腻，脉有力，或沉或滑为气滞血瘀痰阻之象。

【治法】 行气血，化瘀滞，祛痰湿。

【操作】

（1）操作部位：任脉、带脉、胁肋部、足太阳膀胱经在背部循行区域；巨阙、阑门、建里、章门、期门、太冲、血海、丰隆、梁门、石关、太乙、水分、中极、气海、带脉、膈俞、肝俞、胆俞、脾俞、胃俞、三焦俞、肾俞、气海俞、大肠俞、关元俞穴。

（2）操作手法：迎法、捺法、通任脉法、提拿法、擦法、捏提法、掌揉法。

（3）操作步骤

1）迎法施于巨阙穴同时捺泻法施于阑门穴，40 次/分，共 1min，以胃肠气通感为佳；捺调法施于建里穴，30 次/分，共 1min。

2）捺调法施于章门、期门、太冲、血海、丰隆穴，30 次/分，每穴 0.5min。

3）迎法施于左梁门、右石关穴同时捺调法施于太乙、水分、中极穴，30 次/分，每穴 0.5min。

4）通任脉法，10 次。

5）提拿法同时施于建里、气海穴，1 次，以胸腹气通感为佳。

6）擦法施于胁肋部，共 0.5min，以皮肤透热为宜。

7）捏提法施于带脉穴，7 次，以局部胀痛为度。

8）掌揉法施于膀胱经（膈俞至关元俞穴为主），每侧各 1min，以局部酸胀为度。

1）～7）取仰卧位；8）取俯卧位。

【解析】　肝气郁结，气滞血瘀，痰湿阻滞经脉，冲任不通，则经闭不行。迎巨阙穴同时捺泻阑门穴，配合通任脉以冲任同调；捺调期门、太冲、血海穴以疏肝理气，活血行滞；捺调建里、章门、丰隆穴以健脾和胃，祛湿除痰；迎左梁门、右石关穴，捺调太乙、水分、中极穴，直接刺激有形脏腑子宫等腹腔脏器，以调畅气血，行气化湿；提拿建里、气海穴以补气行气，通补兼施；擦双侧胁肋部以行气活血；捏提带脉穴以理气活血；掌揉背部膈俞至关元俞穴以畅达周身气机。

第三节　月经不调

月经不调，又称月水不调，是指以月经的周期和经量的异常改变为主要特征的病证，即周期不调和经量不调，常伴有月经色质的异常及其他症状。月经不调包括月经先期、月经后期、月经先后无定期、月经过多、月经过少等。宋代《圣济总录·妇人月水不调》云："月水不调者，经血或多或少，或清或浊，或先期而来，或后期而至是也。"本节主要讨论周期不调。月经先期，又称经早，是指月经周期提前 7 天以上，甚至 10 余天一行，连续 3 个月经周期以上者。月经后期，又称经迟，月经周期延后 7 天以上，甚至 3 至 5 个月一行，连续 3 个月经周期以上者。月经先后无定期，又称经乱，月经周期时或提前、时或延后 7 天以上，交替不定而且连续 3 个月经周期以上者。经早、经乱，常可发展为崩漏，经迟可发展为闭经。月经不调临床诊治时，要注意与经间期出血、胎漏、崩漏、异位妊娠等相鉴别。

西医学中月经频发、月经稀发、排卵障碍性异常子宫出血等可参考本节辨证施术。

一、病　因　病　机

月经不调的病因病机比较复杂，但是概括起来无非寒、热、虚、实。虚者常见气虚、血虚、肾虚，实者常见肝郁气滞、血寒、血热。气虚则统摄无权，冲任不固；血热则热扰冲任，血海不宁；常致月经先期而至。朱丹溪曾言："经水不及期而来者，血热也。"而张景岳则进一步补充："若脉证无火而经早不及期者，乃其心脾气虚，不能固摄而然。"血虚则精血不足，血海不能按时满溢；寒凝血瘀，则冲任血行受阻，均致月经后期方来。《景岳全书·妇人规》指出："凡女人血虚者，经多不调。"肾气亏虚，冲任失调，血海蓄溢失常，月经紊乱。肝藏血，主疏泄，司血海，肝郁气滞，疏泄失司，若疏泄过度，则月经先期而至；若疏泄不及，则月经后期方来。正如《傅青主女科》论述："妇人有经来断续，或前或后无定期，人以为气血之虚也，谁知是肝气之郁结乎！"脏腑推拿临证治疗常见病机如下。

1. 气血虚弱　饮食失节，或劳倦过度，或思虑过度，损伤心脾，因而中气虚弱，不能固摄血液，经血失统而致月经紊乱。脾胃虚弱，气血化生不足，或久病体虚，营血不足，或长期慢性失血，致使冲任血虚而月经不调。年少肾气未充，或先天肾气不足，或房劳多产损伤肾气，藏泻失司，冲任失调，血海蓄溢失常，也可致月经紊乱。

2. 肝气郁滞　忧思郁怒，气不宣达，肝气疏泄失常，气血失调，遂致月经不调。

3. 血寒　阳虚阴盛，脏腑失于温养，气血不能正常生化运行，兼之经行产后，外感寒邪或过食生冷，寒搏于血，血为寒凝，瘀滞冲任，血海不能按期满溢，遂致月经不调。

二、诊 查 要 点

（一）诊断依据

（1）详细了解月经情况，如月经初潮、周期、经期、经量、色质等情况。

（2）连续 3 个月经周期以上，或月经周期有规律的提前 7 天以上，或月经周期有规律的延后 7 天以上，或忽然提前忽然延后者，即可诊断为月经不调。

（3）全身体格检查、妇科专科检查、基础体温测定、血清性激素测定、相关影像学检查、内镜检查等，有助于明确诊断。

（二）鉴别诊断

1. 经间期出血 月经如果十余天一行，应注意与经间期出血相鉴别。经间期出血，西医称为排卵期出血，出血常发生在月经周期第 12 至 16 天，出血量较少，或为透明黏稠的白带中夹有血丝，常持续数小时至几天自行停止。结合基础体温测定，可以鉴别。

2. 崩漏 月经不调以月经周期紊乱为特征，一般经期、经量正常。崩漏表现为阴道出血完全没有周期性，出血或淋漓不断，或出血如注。结合基础体温测定及血清性激素测定等，可以鉴别。

三、脏腑推拿治疗

（一）治疗原则

月经不调的治疗重在治本以调经，针对寒、热、虚、实的病机，虚者补之，实者泻之，寒者温之，热者清之，调和气血，调理冲任。气血虚弱者，宜益气养血；肝郁气滞者，宜疏肝理气；血寒者，宜温经散寒。

（二）辨证施治

1. 气血虚弱证

【症状】 月经周期紊乱，月经量或少或多，色淡，质稀薄，伴腰酸腿软，头晕眼花，或神疲乏力，食欲不振，面色萎黄等，舌质淡，苔少，脉细弱。

【证候分析】 饮食失节，或劳倦过度，损伤心脾，因而中气虚弱，不能固摄血液，经血失统而致月经周期紊乱，月经量或少或多，色淡，质稀薄；心脾损伤，则神疲乏力，面色萎黄；年少肾气未充，或先天肾气不足，或房劳多产损伤肾气，藏泻失司，冲任失调，血海蓄溢失常，故腰酸腿软，头晕眼花；舌质淡，苔少，脉细弱为一派虚弱之象。

【治法】 益气养血，调理冲任。

【操作】

（1）操作部位：冲脉、任脉、督脉、足阳明胃经在腹部循行区域、足太阳膀胱经在背部循行区域；神阙、中脘、巨阙、建里、内关、血海、足三里、三阴交、太溪、涌泉、百会、四神聪、太阳、风池、听宫、听会、翳风、气冲、心俞、膈俞、肝俞、脾俞、胃俞、肾俞、命门穴。

（2）操作手法：掌振法、层按法、迎法、捺法、一指禅推法、指揉法、指按法、按揉法、擦法。

（3）操作步骤

1）掌振法施于神阙穴，共 1min，以腹部微热为度。

2）层按提法施于中脘穴，下按上提各 2min、各层停留 2min，以下肢热胀为度。

3）迎法施于巨阙穴同时捺补法施于建里穴，25 次/分，共 1min；捺调法施于内关、血海、足三里、三阴交、太溪、涌泉穴，35 次/分，每穴 0.5min。

4）一指禅推法施于胃经在腹部循行区域，顺经方向，每侧各 6 次。

5）指揉法施于百会、四神聪、太阳、风池、听宫、听会、翳风穴，共 2min，以局部酸胀为度。

6）指按法施于气冲穴，共 1min，抬手后以下肢热胀为佳。

7）按揉法施于督脉（命门穴为主），共 1min；施于膀胱经（心俞、膈俞、肝俞、脾俞、胃俞、肾俞穴为主），每侧各 2min，以局部酸胀为度。

8）擦法施于督脉，共 0.5min，以皮肤透热为宜。

1）～6）取仰卧位；7）～8）取俯卧位。

【解析】　心脾损伤，肾气不足，气血虚弱，冲任失调，故血海蓄溢失常。掌振神阙穴以温阳固肾；层按提法施于中脘穴以健脾养胃，二者合用补气养血，调补冲任以治本；迎巨阙穴同时捺补建里穴，配合一指禅推法施于胃经在腹部循行区域，以健脾和胃，增强脾胃功能以生血；捺调内关、血海、足三里、三阴交、太溪、涌泉穴，气血同调，补而不滞；指揉百会、四神聪、太阳、风池、听宫、听会、翳风穴以清利头目，养心安神；指按气冲穴以调理冲任；按揉腰背部督脉、膀胱经配合擦督脉以温阳通脉，益肾调经。

2. 肝气郁滞证

【症状】　月经周期紊乱，月经量或多或少、色暗红夹有小血块，小腹胀痛，连及胸胁、乳房胀痛，嗳气食少，舌质暗淡，苔薄黄，脉弦。

【证候分析】　忧思郁怒，肝气疏泄失常，气血失调，遂致月经周期紊乱，月经量或多或少；气滞血瘀，可见经血色暗红夹有小血块；肝气郁结，经脉不利，则小腹胀痛，连及胸胁、乳房胀痛；肝气犯胃，则嗳气食少；舌质暗淡，苔薄黄，脉弦为肝郁气滞之象。

【治法】　疏肝理气，行滞调经。

【操作】

（1）操作部位：冲脉、任脉、足厥阴肝经及足太阴脾经在腹部循行区域、足太阳膀胱经在背部循行区域；中脘、巨阙、阑门、建里、章门、期门、太冲、石关、中极、归来、气海、带脉、膈俞、肝俞、胆俞、脾俞、胃俞、三焦俞、肾俞、气海俞、大肠俞、关元俞穴。

（2）操作手法：层按法、一指禅推法、迎法、捺法、提拿法、掌分法、拨按法、掌揉法。

（3）操作步骤

1）层按散法施于中脘穴，下按上提各 1min、各层停留 3min，以下肢凉麻胀为度。

2）一指禅推法施于肝经、脾经在腹部循行区域，逆经方向，每经每侧各 6 次。

3）迎法施于巨阙穴同时捺泻法施于阑门穴，40 次/分，共 1min，以胃肠气通感为佳。

4）捺调法施于建里、章门、期门、太冲、石关、中极、归来穴，35 次/分，每穴 0.5min。

5）提拿法同时施于建里、气海穴，1 次，以胸腹气通感为佳。

6）掌分法施于下腹部（以气海穴为中心），10 次。

7）拨按法施于带脉穴，5次，以局部胀痛为度。

8）掌揉法施于膀胱经（膈俞至关元俞穴为主），每侧各1min，以局部酸胀为度。

1）～7）取仰卧位；8）取俯卧位。

【解析】 肝气郁结，气机不畅，经脉不利，血为气滞，血海失司。层按散法施于中脘穴以理气行滞；一指禅推法施于肝经、脾经在腹部循行区域以疏肝理脾；迎巨阙穴同时捺泻阑门穴，捺调建里、章门、期门、太冲穴以疏肝理气，调和肝脾；捺调石关、中极、归来穴，直接刺激有形脏腑子宫等腹腔脏器，以调理冲任，行气通经；提拿建里、气海穴以补气行气，调气通脉；以气海穴为中心施以掌分法，配合拨按带脉穴，以通调气血；掌揉背部膈俞至关元俞穴，以激发全身阳气，活血调经。

3. 血寒证

【症状】 月经周期紊乱，月经量少色暗、夹有血块，小腹冷痛拒按，得热则舒，兼见畏寒肢冷，舌质暗淡，苔薄白，脉沉紧。

【证候分析】 阳虚阴盛，脏腑失于温养，气血不能正常生化运行，兼之经行产后，外感寒邪或过食生冷，寒搏于血，血为寒凝，瘀滞冲任，血海不能按期满溢，遂致月经周期紊乱，月经量少色暗；寒邪客于胞中，与血相结，故月经夹有血块，小腹冷痛拒按，得热则舒；寒为阴邪，易伤阳气，阳不外达，故畏寒肢冷；舌质暗淡，苔薄白，脉沉紧为血寒之象。

【治法】 温经散寒，养血调经。

【操作】

（1）操作部位：冲脉、任脉、带脉、督脉、足太阳膀胱经在背部循行区域；关元、神阙、气海、巨阙、阑门、石关、中极、归来、三阴交、血海、带脉、命门、膈俞、肝俞、胆俞、脾俞、胃俞、三焦俞、肾俞、气海俞、大肠俞、关元俞、八髎穴。

（2）操作手法：层按法、团摩法、指振法、迎法、捺法、捏提法、擦法。

（3）操作步骤

1）层按提法施于关元穴，下按上提各2min、各层停留1min，以下肢热胀为度。

2）团摩法施于中腹部（以神阙穴为中心），10圈/分，共2min。

3）指振法施于气海、关元穴，每穴1min，以腹部微热为度。

4）迎法施于巨阙穴同时捺调法施于阑门、石关、中极、归来、三阴交、血海穴，30次/分，每穴0.5min。

5）捏提法施于带脉穴，5次，以局部胀痛为度。

6）擦法施于督脉（命门穴为主）、膀胱经（膈俞至关元俞穴为主），共1min，以皮肤透热为宜。

7）横擦法施于八髎穴，共1min，以皮肤透热为宜。

1）～5）取仰卧位；6）～7）取俯卧位。

【解析】 血为寒凝，冲任滞涩，血海不能按期满溢，遂致月经周期紊乱。层按提法施于关元穴以温补阳气，配合团摩神阙穴及肚脐周围，以温经散寒，调气通脉；指振法施于气海、关元穴，以增强温补阳气的作用；迎巨阙穴同时捺调阑门、石关、中极、归来穴，直接刺激有形脏腑子宫等腹腔脏器，以调畅全身气机，行气通滞以调经；捺调三阴交、血海穴以活血调经；捏提带脉以理气活血；擦法施于腰背部督脉、膀胱经及相关背俞穴以振奋督阳，辅以横擦八髎穴加强温阳的作用。

第四节　经断前后诸证

经断前后诸证，又称绝经前后诸证，妇女在绝经期前后，围绕月经紊乱或绝经出现明显不适证候如烘然而热、面赤汗出、烦躁易怒、失眠健忘、精神倦怠、头晕目眩、耳鸣心悸、腰背酸痛、手足心热、面浮肢肿等。这些证候往往轻重不一，参差出现，持续时间或长或短，短者仅数月，长者迁延数年。甚者可影响生活和工作，降低生活质量，危害妇女身心健康。古代医籍对本病无专篇记载，多散见于"年老血崩""脏躁""百合病"等病证中。

西医学中"围绝经期综合征"原称为"更年期综合征"，妇女绝经期是指从40岁至60岁，在这一阶段的妇女或双侧卵巢切除或放射治疗后双侧卵巢功能衰竭，出现的一系列因性激素减少及机体衰老所引起的以自主神经系统功能紊乱为主的症状，可参考本节辨证施术。

一、病因病机

本病多因妇女年近绝经前后，肾气渐衰，天癸将竭，冲任亏虚，精血不足，脏腑失养，而出现肾阴肾阳之偏盛偏衰现象。此外，亦与情志抑郁、肝气不舒有关。其病变脏腑主要在肾，并可累及心、肝、脾三脏。脏腑推拿临证治疗常见病机如下。

1. 肾阴虚　素体阴虚血少，经断前后，天癸渐竭，精血衰少，复加忧思失眠，营阴暗损，或房事不节，精血耗伤，或失血大病，阴血耗伤，肾阴更虚，脏腑失养，遂致本病发生。

2. 肾阳虚　素体虚弱，肾阳虚衰，经断前后，肾气更虚，复加大惊卒恐，或房事不节，损伤肾气，命门火衰，脏腑失煦，遂致本病发生。

3. 肝肾阴亏　经断前后，肾阴不足，不能涵养肝木，肝阳上亢，而致以头晕烦躁为主症的经断前后诸证。

4. 心肾不交　经断前后，肾阴不足，不能上济心火，导致心肾不交，而成以失眠为主症的经断前后诸证。

5. 脾肾阳虚　脾肾为先后天之本，互相充养。经断前后，肾虚阳衰，水不暖土，致脾肾阳虚，而成本病。

6. 心脾两虚　经断前后，肾精不足，适逢思虑过度，劳伤心脾，心脾两虚，导致气血失调，影响冲任，而成本病。

7. 肝郁脾虚　经断前后，肾气不足，适逢肝气郁滞，肝气犯脾，脾胃运化功能失调，而致本病。

8. 冲任不固　或因风邪乘虚侵袭，直接损伤冲任；或因劳伤气血，间伤冲任；或因房事不节，损伤肝肾，间伤冲任；或因先天脾胃虚弱或后天饮食失节而伤冲任；或因女子郁怒而气机逆乱，间伤冲任。适逢经断前后，天癸将竭，肾精不足，冲任损伤，冲任不固，而成本病。

9. 气郁痰结　经断前后，阴液亏虚，肝失濡润，气机郁滞，经气不利；肝失条达，横乘脾土，脾失健运，水液内停，结聚成痰，痰气互结，而成本病。

二、诊查要点

（一）诊断依据

（1）本病发病多在45～55岁的妇女，若在40岁以前发病者，应考虑为"卵巢早衰"。要注意发病前有无工作、生活的特殊改变，有无精神创伤史及双侧卵巢切除手术或放射治疗史。

（2）最早出现的症状为月经紊乱、潮热、汗出和情绪改变。月经紊乱表现为月经频发、月经稀发、不规则子宫出血、闭经；潮热从前胸开始，涌向头部、颈部和面部，继而出汗，汗出热退，这个过程持续时间长短不定，短者数秒，长者数分钟，每日发作次数也没有规律；情绪改变表现为易激动，烦躁易怒，或无故悲伤啼哭，不能自我控制。此外，尚有头晕头痛，失眠心悸，腰酸背痛，阴道干燥灼热，阴痒，尿频急或尿失禁，皮肤瘙痒等症状。

（3）妇科检查、血清性激素测定等检查有助于明确诊断。

（二）鉴别诊断

1. 冠状动脉粥样硬化性心脏病　本病由于自主神经功能紊乱而使血管舒缩功能失调，也会出现心前区疼痛、心悸等与冠心病心绞痛相似的症状。冠心病的心绞痛特点是胸前下段或心前区突发的压榨性或窒息性疼痛，且向左臂放射，持续时间很少超过15min，口服硝酸甘油后1～2min内疼痛可缓解或消失。心绞痛与体力活动和情绪激动有关，一般有心电图的改变。

2. 高血压　高血压的血压升高呈持续性，常伴有头晕、头痛、心悸等心血管症状；或有胆固醇升高、眼底或心电图改变。

3. 甲状腺功能亢进　一般病程较长，有持续性潮热、汗出，以白天为甚，通过相关实验室检查可鉴别。

三、脏腑推拿治疗

（一）治疗原则

本病以调和肾之阴阳为大法，若涉及他脏者，则兼而治之，肝肾阴亏者宜滋肾柔肝，育阴潜阳；心肾不交者宜滋阴降火，交通心肾；脾肾阳虚者宜温肾健脾；心脾两虚者宜益气养心；肝郁脾虚者宜疏肝健脾，调理冲任；冲任不固者宜健脾益肾，固摄冲任；气郁痰结者宜解郁化痰，行气散结。

（二）辨证施治

1. 肾阴虚证

【症状】　经断前后，头晕耳鸣，腰酸腿软，烘热汗出，五心烦热，失眠多梦，口燥咽干，或皮肤瘙痒，月经周期紊乱，量少或多，经色鲜红，舌红苔少，脉细数。

【证候分析】　经断前后，天癸渐竭，肾阴不足，精血衰少，髓海失养，故头晕耳鸣；腰为肾府，肾主骨，肾之精亏血少，故腰酸腿软；肾阴不足，阴不维阳，虚阳上越，故烘热汗出；水亏不能上制心火，心神不宁，故失眠多梦；肾阴不足，阴虚内热，津液不足，故五心烦热，口燥咽干；精亏血少，肌肤失养，血燥生风，故皮肤瘙痒；肾虚天癸渐竭，冲任失调，血海蓄溢失常，故月经周期紊乱，经量少或多，色鲜红；舌红，苔少，脉细数也为肾阴虚之征。

【治法】　滋肾益阴，育阴潜阳。

【操作】

（1）操作部位：任脉、足太阳膀胱经在背部循行区域；神阙、巨阙、建里、中脘、气海、子宫、中极、石门、血海、足三里、三阴交、照海、涌泉、太溪、气冲、肝俞、脾俞、肾俞、命门穴。

（2）操作手法：团摩法、掌振法、迎法、捺法、指按法、按揉法、擦法。

（3）操作步骤

1）团摩法施于中腹部（以神阙穴为中心），15圈/分，共3min。

2）掌振法施于神阙穴，共1min，以腹部微热为度。

3）迎法施于巨阙穴同时捺调法施于建里、中脘、气海、子宫、中极、石门穴，30次/分，每穴0.5min。

4）捺调法施于血海、足三里、三阴交、照海、涌泉、太溪穴，30次/分，每穴0.5min。

5）指按法施于气冲穴，共1min，抬手后以下肢热胀为佳。

6）按揉法施于膀胱经（肝俞、脾俞、肾俞穴为主），每侧各2min，以局部酸胀为度。

7）横擦法施于命门穴，共0.5min，以皮肤透热为宜。

1）～5）取仰卧位；6）～7）取俯卧位。

【解析】 经断前后，天癸渐竭，肾阴不足，精血衰少。团摩神阙穴与掌振神阙穴合用以加强固本培元的作用；迎巨阙穴同时捺调建里、中脘、气海穴以健脾益气，配合捺调子宫、中极、石门穴以滋补脾肾，调理冲任；捺调血海、足三里、三阴交穴以养血补血；捺调照海、涌泉、太溪穴以滋肾育阴；指按气冲穴可调气通脉，促使气血运行；按揉脊柱两侧膀胱经循行区域，以激发经气，调节相应脏腑，滋补肝肾；横擦命门穴可温补肾阳，阳中求阴。

2. 肾阳虚证

【症状】 经断前后，头晕耳鸣，腰酸腿软，腹冷阴坠，形寒肢冷，小便频数或失禁，带下量多，月经不调，量多或少，色淡质稀，精神萎靡，面色晦暗，舌淡，苔白滑，脉沉细而迟。

【证候分析】 经断前后，肾气渐衰，肾主骨生髓，腰为肾府，肾虚则髓海、外府失养，故头晕耳鸣，腰酸腿软；肾阳虚下焦失于温煦，故腹冷阴坠；膀胱气化失常，关门不固，故小便频数或失禁；气化失常，水湿内停，下注冲任，损伤带脉，约固无力，故带下量多；肾阳虚冲任失司，故月经不调，量多或少；血失阳气温化，故色淡质稀；肾阳虚命火衰，中阳不振，故形寒肢冷，精神萎靡；肾在色为黑，肾阳虚肾水上泛，故面色晦暗；舌淡，苔白滑，脉沉细而迟也为肾阳虚衰之征。

【治法】 温肾壮阳，填精养血。

【操作】

（1）操作部位：冲脉、任脉、督脉、足太阳膀胱经在背部循行区域；关元、神阙、气海、石关、中极、归来、三阴交、血海、太溪、命门、脾俞、胃俞、三焦俞、肾俞、气海俞、大肠俞、关元俞、八髎穴。

（2）操作手法：层按法、团摩法、指振法、捺法、擦法。

（3）操作步骤

1）层按提法施于关元穴，下按上提各2min、各层停留2min，以下肢热胀为度。

2）团摩法施于中腹部（以神阙穴为中心），15圈/分，共2min。

3）指振法施于气海、关元穴，每穴1min，以腹部微热为度。

4）捺调法施于石关、中极、归来、三阴交、血海、太溪穴，30次/分，每穴0.5min。

5）擦法施于督脉（命门穴为主）、膀胱经（脾俞至关元俞穴为主），共0.5min，以皮肤透热为宜。

6）横擦法施于八髎穴，共0.5min，以皮肤透热为宜。

1）～4）取仰卧位；5）～6）取俯卧位。

【解析】 经断前后，肾气渐衰，关元穴为人体元阴元阳交关之处，层按提法施于关元穴可补肾壮阳；团摩神阙穴以温补元阳；指振气海、关元穴可以补益阳气，促进阳气运行；捺调石关、中极、归来穴以调理下焦气机；捺调三阴交、血海穴以养阴血；捺调太溪穴以滋肾阴，诸穴合用以调补先后天之精，填精养血；擦督脉和膀胱经可以振奋督阳，配合横擦八髎穴以加强温肾助阳之效。

3. 肝肾阴亏证

【症状】 头晕耳鸣，烦躁易怒，面部烘热汗出，心悸，腰膝酸软，情志异常，或皮肤瘙痒，或感麻木，月经紊乱，经量多少不定，色红，质稠，口干咽燥，大便干结，舌红少苔，脉细数。

【证候分析】 经断前后，肾阴不足，不能涵养肝木，肝阳上亢，则出现头晕耳鸣，烦躁易怒，烘热汗出，口干咽燥；精亏血少，肌肤失养，血燥生风，故皮肤瘙痒，或感麻木；肾虚天癸渐竭，冲任失调，血海蓄溢失常，则出现月经紊乱，色红，质稠；阴亏大肠干涩，肠道失润，则大便干结，舌红少苔，脉细数皆为肝肾阴虚之象。

【治法】 滋肾柔肝，育阴潜阳。

【操作】

（1）操作部位：任脉、足太阳膀胱经在背部循行区域、胁肋部；神阙、百会、四神聪、听宫、翳风、风池、巨阙、中脘、天枢、气海、子宫、中极、章门、期门、太冲、阳陵泉、血海、足三里、三阴交、照海、涌泉、太溪、气冲、肝俞、脾俞、肾俞、命门穴。

（2）操作手法：掌振法、指揉法、迎法、捺法、指按法、按揉法、擦法。

（3）操作步骤

1）掌振法施于神阙穴，共 1min，以腹部微热为度。

2）指揉法施于百会、四神聪、听宫、翳风、风池穴，共 2min，以局部酸胀为度。

3）迎法施于巨阙穴同时捺调法施于中脘、天枢、气海、子宫、中极穴，30 次/分，每穴 0.5min；捺调章门、期门、太冲、阳陵泉、血海、足三里、三阴交、照海、涌泉、太溪穴，30 次/分，每穴 0.5min。

4）指按法施于气冲穴，共 1min，抬手后以下肢热胀为佳。

5）按揉法施于膀胱经（肝俞、脾俞、肾俞穴为主），每侧各 2min，以局部酸胀为度。

6）横擦法施于命门穴，共 0.5min，以皮肤透热为宜。

7）擦法施于胁肋部，共 0.5min，以皮肤透热为宜。

1）～4）取仰卧位；5）～7）取俯卧位。

【解析】 经断前后，肾阴不足，不能涵养肝木，掌振神阙穴可培本固元，以先天滋后天；指揉百会、四神聪、听宫、翳风、风池穴，以清利头目，平抑肝风；迎巨阙穴同时捺调中脘、气海、中极穴可激发任脉精气，调补一身之阴；捺调天枢穴以润肠捺调子宫穴以调经捺调章门、期门、太冲穴以养肝血，柔肝阴；捺调阳陵泉穴以疏肝利胆；捺调血海、足三里、三阴交穴以养血补血；捺调照海、涌泉、太溪穴以滋肾阴；指按气冲穴可调气通脉；按脊柱两侧膀胱经，可以激发经气；横擦命门穴以益肾养肝；擦胁肋部可调达肝气，布散肝血。

4. 心肾不交证

【症状】 心悸，失眠多梦，烦躁，健忘，头晕耳鸣，五心烦热，口干咽燥，或口舌生疮，月经紊乱，舌红而干，少苔或无苔，脉细数。

【证候分析】 经断前后，肾阴不足，不能上济心火，导致心肾不交，而出现心悸，失眠多梦，烦躁等症；肾阴不足，阴虚内热，津液不足，故五心烦热，口干咽燥，或口舌生疮；肾虚天癸渐竭，冲任失调，血海蓄溢失常，故月经周期紊乱；舌红而干，少苔或无苔，脉细数皆为心肾不交之征。

【治法】　滋阴降火，交通心肾。

【操作】

（1）操作部位：任脉、足太阳膀胱经在背部循行区域；神阙、巨阙、阑门、膻中、中脘、气海、子宫、血海、足三里、三阴交、照海、涌泉、太溪、内关、神门、百会、四神聪、气冲、心俞、肝俞、脾俞、肾俞、命门穴。

（2）操作手法：团摩法、掌振法、迎法、捺法、指揉法、指按法、按揉法、擦法。

（3）操作步骤

1）团摩法施于中腹部（以神阙穴为中心），15圈/分，共2min。

2）掌振法施于神阙穴，共1min，以腹部微热为度。

3）迎法施于巨阙穴同时捺调法施于阑门穴，40次/分，共1min，以胃肠气通感为佳。

4）捺调法施于膻中、中脘、气海、子宫穴，35次/分，每穴0.5min。

5）捺调法施于血海、足三里、三阴交、照海、涌泉、太溪穴，35次/分，每穴0.5min。

6）指揉法施于内关、神门、百会、四神聪穴，共2min，以局部酸胀为度。

7）指按法施于气冲穴，共1min，抬手后以下肢热胀为佳。

8）按揉法施于膀胱经（心俞、肝俞、脾俞、肾俞穴为主），每侧各2min，以局部酸胀为度。

9）横擦法施于命门穴，共0.5min，以皮肤透热为宜。

1）～7）取仰卧位；8）～9）取俯卧位。

【解析】　经断前后，肾阴不足，不能上济心火，团摩神阙穴以滋补下元；掌振神阙穴可温补元阳，益肾阴；迎巨阙穴同时捺调阑门穴以畅通三焦；捺调膻中、中脘穴以通气机，降心火；捺调气海、子宫穴以助肾阴上运，水火既济；捺调血海、足三里、三阴交、照海、涌泉、太溪穴以填精益髓，交通心肾；指揉内关、神门、百会、四神聪穴以宁心养血安神；指按气冲穴以调理冲任；按揉脊柱两侧膀胱经以温通经脉，养血生精；横擦命门穴以温补肾阳，固本培元。

5. 脾肾阳虚证

【症状】　面色晦暗，形寒肢冷，腰痛如折，纳少便溏，面浮肢肿，小便清长而频，白带清稀量多，月经量多或淋漓不止，色淡质稀，舌淡胖大，舌边有齿痕，苔白滑，脉沉迟无力。

【证候分析】　经断前后，肾虚阳衰，水不暖土，致脾肾阳虚，则见面色晦暗，形寒肢冷，腰痛如折；脾虚运化失职则纳少便溏，肾虚气化失司则小便清长而频；脾肾阳虚气化失常，水湿内停，下注冲任，损伤带脉，约固无力，故带下量多；肾阳虚冲任失司，故月经不调，量多或淋漓不止；舌淡胖大，舌边有齿痕，苔白滑，脉沉迟无力为脾肾阳虚衰之征。

【治法】　温中健脾，温肾助阳。

【操作】

（1）操作部位：冲脉、任脉、带脉、督脉、足太阳膀胱经在背部循行区域；关元、神阙、中脘、巨阙、建里、中极、归来、三阴交、血海、带脉、命门、膈俞、肝俞、胆俞、脾俞、胃俞、三焦俞、肾俞、气海俞、大肠俞、关元俞、八髎穴。

（2）操作手法：层按法、团摩法、指振法、迎法、捺法、捏提法、擦法。

（3）操作步骤

1）层按提法施于关元穴，下按上提各2min、各层停留1min，以下肢热胀为度。

2）团摩法施于中腹部（以神阙穴为中心），10 圈/分，共 3min。

3）指振法施于中脘、关元穴，每穴 0.5min，以腹部微热为度。

4）迎法施于巨阙穴同时捺补法施于建里穴，25 次/分，每穴 0.5min；捺调法施于中极、归来、三阴交、血海穴，35 次/分，每穴 0.5min。

5）捏提法施于带脉穴，5 次，以局部胀痛为度。

6）擦法施于督脉（命门穴为主）、膀胱经（膈俞至关元俞穴为主），共 0.5min，以皮肤透热为宜。

7）横擦法施于八髎穴，共 0.5min，以皮肤透热为宜。

1）～5）取仰卧位；6）～7）取俯卧位。

【解析】 肾阳虚衰，不能温暖脾阳，致脾肾阳虚，虚寒内生。层按提法施于关元穴以温补肾阳，培补下元，配合团摩神阙穴及脐周，二者合用培补一身之阳；指振中脘、关元穴以温补脾肾阳气，益火补土；迎巨阙穴同时捺补建里穴以健运脾气；捺调中极、归来、三阴交、血海穴以调理肝脾肾三脏，辅助正气，健脾燥湿，养血生精，以阴中求阳；捏提带脉穴以固经止带；擦腰背部督脉、膀胱经以激发经气，温肾助阳，健脾益气，扶正助阳；横擦八髎穴可调畅气血，布散阳气。

6. 心脾两虚证

【症状】 头晕目眩，心悸，失眠健忘，多梦易惊，神疲体倦，少气懒言，腹胀食少，经量多或淋漓不尽，舌淡，脉细软无力。

【证候分析】 经断前后，肾精不足，适逢思虑过度，劳伤心脾，心脾两虚，导致气血失调则见头晕目眩，心悸，健忘失眠；脾虚中气不足，清阳不升，故神疲体倦，少气懒言；脾气虚弱，统摄无权，冲任不固，经血失于制约故经量多或淋漓不尽；舌淡，脉细软无力皆为心脾两虚之象。

【治法】 养心安神、健脾益气。

【操作】

（1）操作部位：冲脉、任脉、足太阳膀胱经在背部循行区域；中脘、气海、巨阙、建里、神庭、百会、四神聪、膻中、内关、神门、气冲、神阙、心俞、督俞、膈俞、肝俞、胆俞、脾俞、胃俞、三焦俞、肾俞、气海俞、大肠俞、关元俞穴。

（2）操作手法：层按法、指振法、迎法、捺法、指揉法、指按法、掌合法、按揉法。

（3）操作步骤

1）层按提法施于中脘穴，下按上提各 2min、各层停留 2min，以下肢热胀为度。

2）指振法施于气海穴，共 1min，以腹部微热为度。

3）迎法施于巨阙穴同时捺补法施于建里穴，25 次/分，共 1min，以胃肠气通感为佳。

4）指揉法施于神庭至百会穴一线、四神聪、膻中、内关、神门穴，共 4min，以局部酸胀为度。

5）指按法施于气冲穴，共 1min，抬手后以下肢热胀为佳。

6）掌合法于中腹部（以神阙穴为中心），10 次。

7）按揉法施于膀胱经（心俞至关元俞穴为主），每侧各 2min，以局部酸胀为度。

1）～6）取仰卧位；7）取俯卧位。

【解析】 经断前后，肾精不足，适逢思虑过度，劳伤心脾，心脾两虚。层按提法施于中脘穴以助脾健运，促进气血化生；指振气海穴以培补元气，调畅气机；迎巨阙穴同时捺补建里穴以健脾畅中；指揉神庭至百会穴一线、四神聪穴以疏通经络，清利头面；指揉膻中、内关、神门穴以平调阴阳，养心安神；指按气冲穴以调理冲任；掌合神阙穴可醒脾益气，引气归元；按揉心俞至关元俞穴以调和气血，健脾养心。

7. 肝郁脾虚证

【症状】 情志抑郁不畅，心烦易怒，嗳气频作，胁腹胀痛，食欲不振，腹泻便溏，月经紊乱，经行小腹胀痛，或有血块，舌淡苔薄，脉细弦。

【证候分析】 经断前后，肾气不足，适逢肝气郁滞，肝气犯脾，脾胃运化功能失调，则见情绪不畅，心烦易怒，嗳气频作，胁腹胀痛等症；肝气犯脾，气血运行不畅，瘀阻冲任故月经紊乱，经行小腹痛，或有血块；舌淡苔薄，脉细弦为肝郁脾虚之征。

【治法】 疏肝健脾，调理冲任。

【操作】

（1）操作部位：冲脉、任脉、带脉、足阳明胃经在腹部循行区域、足太阳膀胱经在背部循行区域、胁肋部；中脘、承满、梁门、太乙、巨阙、阑门、建里、章门、期门、太冲、阳陵泉、气海、气冲、带脉、膈俞、肝俞、胆俞、脾俞、胃俞、三焦俞、肾俞、气海俞、大肠俞、关元俞穴。

（2）操作手法：层按法、一指禅推法、迎法、捺法、提拿法、擦法、指按法、拨按法、掌揉法。

（3）操作步骤

1）层按带法之补中带泻法施于中脘穴，下按上提各 1.5min、各层停留 3min，以下肢凉麻胀为度。

2）一指禅推法施于胃经在腹部循行区域（承满、梁门、太乙穴为主），顺经方向，每侧各 6 次。

3）迎法施于巨阙穴同时捺泻法施于阑门穴，40 次/分，共 1min，以胃肠气通感为佳；捺补法施于建里穴，25 次/分，共 1min。

4）捺泻法施于章门、期门、太冲、阳陵泉穴，40 次/分，每穴 0.5min。

5）提拿法同时施于建里、气海穴，1 次，以胸腹气通感为佳。

6）擦法施于胁肋部，共 0.5min，以皮肤透热为宜。

7）指按法施于气冲穴，共 1min，抬手后以下肢热胀为佳。

8）拨按法施于带脉穴，7 次，以局部胀痛为度。

9）掌揉法施于膀胱经（膈俞至关元俞穴为主），每侧各 1min，以局部酸胀为度。

1）～8）取仰卧位；9）取俯卧位。

【解析】 肝气郁滞，横逆犯脾，脾气虚弱，不能运化水谷。层按补中带泻法施于中脘穴以健脾疏肝，以防肝木乘脾土；一指禅推法作用于胃经在腹部循行区域以调畅中焦，助脾健运；迎巨阙穴同时捺泻阑门穴，捺补建里穴以健脾畅中；捺泻章门、期门、太冲、阳陵泉穴以疏肝解郁；提拿建里、气海穴以健脾理气；擦胁肋部以增强疏肝行气作用；指按气冲穴以调气通脉，促进气血运行；拨按带脉穴以开结通经；掌揉背部膈俞至关元俞穴可调和脏腑，健脾疏肝。

8. 冲任不固证

【症状】 月经周期紊乱，出血量多，行经时间长，或崩漏，精神恍惚，肢体乏力，腰膝酸软，小腹不适，或腹部胀痛，癥瘕积聚，舌质淡而胖大，苔薄白，脉沉细弱。

【证候分析】 适逢经断前后，天癸将竭，肾精不足，冲任损伤，冲任不固，则月经周期紊乱，行经时间长，出血量多；精亏血少，不能濡养脏腑，故精神恍惚，肢体乏力，腰膝酸软；气血虚少，经行不畅，则小腹不适，或癥瘕积聚；舌质淡而胖大，苔薄白，脉沉细弱皆为冲任不固之征。

【治法】 健脾益肾，固摄冲任。

【操作】

（1）操作部位：冲脉、任脉、带脉、督脉、足太阳膀胱经在背部循行区域；中脘、神阙、关元、巨阙、建里、中极、归来、三阴交、血海、梁丘、气冲、带脉、太阳、印堂、百会、合谷、命门、膈俞、肝俞、胆俞、脾俞、胃俞、三焦俞、肾俞、气海俞、大肠俞、关元俞穴。

（2）操作手法：层按法、掌振法、旋揉法、迎法、捺法、指按法、捏提法、指揉法、擦法。

（3）操作步骤

1）层按提法施于中脘穴，下按上提各2min、各层停留1min，以下肢热胀为度。

2）掌振法施于神阙穴，共1min，以腹部微热为度。

3）旋揉法施于下腹部（以关元穴为中心），15次/分，共2min。

4）迎法施于巨阙穴同时捺补法施于建里穴，25次/分，共1min；捺调法施于中极、归来、三阴交、血海、梁丘穴，35次/分，每穴0.5min。

5）指按法施于气冲穴，共1min，抬手后下肢热胀为佳。

6）捏提法施于带脉穴，7次，以局部胀痛为度。

7）指揉法施于太阳、印堂、百会、合谷穴，共3min，以局部酸胀为度。

8）擦法施于督脉（命门穴为主）、膀胱经（膈俞至关元俞穴为主），共0.5min，以皮肤透热为宜。

1）～7）取仰卧位；8）取俯卧位。

【解析】 经断前后，天癸将竭，肾精不足，冲任损伤。层按提法作用于中脘穴，配合旋揉关元穴以补益中焦，温肾健脾；掌振神阙穴可固本培元，调理冲任；迎巨阙穴同时捺补建里穴以健脾畅中；捺调三阴交穴以调理肝脾肾；捺调中极、归来穴以调理冲任气血；捺调血海、梁丘穴以行气调经，配合指按气冲穴增强顺气行血之功；捏提带脉穴以固摄冲任；指揉太阳、印堂、百会、合谷穴，可疏通经络，填精益髓；擦法作用于腰背部督脉、膀胱经以振奋阳气，调和阴阳。

9. 气郁痰结证

【症状】 精神忧郁，情绪不稳，失眠，胸闷，咽中似有异物梗塞不适，体胖乏力，嗳气频作，腹胀不适，舌淡，苔白腻，脉弦滑。

【证候分析】 经断前后，阴液亏虚，肝失濡润，气机郁滞，经气不利，故胸闷，失眠，咽中似有异物梗塞不适；肝失条达，横乘脾土，脾失健运则见精神忧郁，情绪不稳，体胖乏力；舌淡，苔白腻，脉弦滑皆为气郁痰结之征。

【治法】 解郁化痰，行气散结。

【操作】

（1）操作部位：冲脉、任脉、带脉、足厥阴肝经在腹部循行区域、足太阳膀胱经在背部循行区域、胁肋部；中脘、天突、璇玑、华盖、紫宫、玉堂、膻中、中庭、鸠尾、巨阙、阑门、章门、期门、太冲、阳陵泉、梁门、石关、水分、太乙、天枢、百会、印堂、太阳、四神聪、风池、丰隆、建里、气海、带脉、膈俞、肝俞、胆俞、脾俞、胃俞、三焦俞、肾俞、气海俞、大肠俞、关元俞穴。

（2）操作手法：层按法、一指禅推法、迎法、捺法、指揉法、拿五经法、提拿法、擦法、拨按法、掌揉法。

（3）操作步骤

1）层按带法之泻中带补法施于中脘穴，下按上提各 1.5min、各层停留 3min，以下肢麻胀为度。

2）一指禅推法施于任脉（天突至巨阙穴为主），顺经方向，5 次；施于肝经在腹部循行区域，逆经方向，每侧各 5 次。

3）迎法施于巨阙穴同时捺泻法施于阑门穴，40 次/分，共 1min，以胃肠气通感为佳。

4）捺泻法施于章门、期门、太冲、阳陵泉穴，35 次/分，每穴 0.5min。

5）迎法施于左梁门、右石关穴同时捺泻法施于水分、太乙、天枢穴，40 次/分，每穴 0.5min。

6）指揉法施于百会、印堂、太阳、四神聪、风池、丰隆穴，共 3min，以局部酸胀为度。

7）拿五经，共 0.5min。

8）提拿法同时施于建里、气海穴，1 次，以胸腹气通感为佳。

9）擦法施于胁肋部，共 0.5min，以皮肤透热为宜。

10）拨按法施于带脉穴，7 次，以局部胀痛为度。

11）掌揉法施于膀胱经（膈俞至关元俞穴为主），每侧各 1min，以局部酸胀为度。

1）～10）取仰卧位；11）取俯卧位。

【解析】 经断前后，阴液亏虚，肝失濡润，气机郁滞，经气不利。层按泻中带补法作用于中脘穴以化湿行滞；一指禅推法施于任脉天突至巨阙穴、肝经在腹部循行区域以行气疏肝解郁；捺泻章门、期门、太冲、阳陵泉穴以增强疏肝解郁、理气化痰之功；迎巨阙穴同时捺泻阑门穴可调理中焦脾胃气机，助脾化湿；迎左梁门、右石关穴，捺泻水分、太乙、天枢穴以调畅气机，宣散水气；指揉百会、印堂、太阳、四神聪、风池、丰隆穴以调神醒脑，行气化痰；拿五经以疏通经络，养血安神；提拿建里、气海穴以健脾化湿，行气解郁；擦胁肋部可疏肝行气；拨按带脉穴以开结通经，解郁散结；掌揉背部膈俞至关元俞穴以调和脏腑。

第五节 带 下

带下病是指带下量明显增多或减少，色、质、气味发生异常，或伴有全身或局部症状者。带下一词见于《素问·骨空论》："任脉为病……女子带下瘕聚。"广义带下病，泛指经、带、胎、产等妇科疾病，因其多发生在带脉以下的部位得名。狭义带下又有生理和病理之分，本节所讨论的是狭义的带下病。

西医学中阴道炎、宫颈炎、盆腔炎等疾病引起的阴道分泌物异常者，属于中医学带下病范畴，均可参考本节辨证施术。

一、病 因 病 机

带下的因素可分内因和外因两种。内因与任、带二脉有密切关系，任脉失约，带脉不固，水湿下注，遂成带下。任、带二脉受病，与脾、肝、肾三脏的功能失调有关，其中尤以脾更为重要。外因是感受湿毒。《校注妇人大全良方·卷一》云："人有带脉，横于腰间，如束带之状，病生于此，故名为带。"脏腑推拿临证治疗常见病机如下。

1. 脾虚 脾的主要作用是消化、吸收、运化水谷。如身体虚弱，过度劳累，或饮食不节，损伤脾气，使其运化失常，不能上输水谷以生血，反聚为湿，流于下焦，伤及任脉，影响带脉，而致带下。

2. 肾阳虚 素体肾阳不足，下元亏损，或由于房事过度、多产，命门火衰，气化失常，任脉失约，带脉不固，而为带下。

二、诊 查 要 点

（一）诊断依据

（1）有经期、产后余血未净，摄生不洁，或不禁房事，或妇科手术后感染邪毒，或素体虚弱等病史。

（2）带下量明显增多或减少，色、质、气味发生异常，伴有阴部瘙痒等局部及全身症状。

（3）妇科检查、阴道分泌物涂片、内分泌激素测定、宫颈拭子病原体培养、妇科 B 超等检查有助于诊断。

（二）鉴别诊断

1. 白浊 是从尿道流出的如米泔样的液体，多随小便排出。在发病初期有轻度小便涩痛，尿液混浊，无特殊臭味，多见于泌尿系统疾病。

2. 漏下 经血非时而下、淋漓不断，一般无特殊臭味；而血性白带为经停后阴道流出的红色黏浊之液，可有臭味。

3. 经间期出血 出血出现在两次月经中间，有周期性，仅持续 2～3 天，出血量少，色红无臭味。而血性白带是不在行经期间，阴道排出的非血的黏液，绵绵不断，可有异味，无周期性。

三、脏腑推拿治疗

（一）治疗原则

本病治疗上以健脾补肾，疏肝理气，升阳除湿为主。其中脾虚者辅以益气除湿；肾阳虚者辅以温肾培元。

（二）辨证施治

1. 脾虚证

【症状】 带下色白或淡黄，质稀薄，无臭气，绵绵不断；面色㿠白或萎黄，四肢不温，精神疲倦，纳少便溏，两足跗肿，舌淡苔白或腻，脉缓弱。

【证候分析】 脾阳虚弱，运化失职，水湿内停，湿浊下注，损伤任带二脉，约固无力，故发带下，色白或淡黄，质稀薄，无臭气，绵绵不断；脾虚中阳不振，则神疲倦怠，四肢不温；脾虚运化失职，则纳少便溏；湿浊内盛，则两足跗肿；脾虚清阳不升则面色㿠白或萎黄，舌淡，苔白腻，脉缓弱。

【治法】 健脾益气，升阳除湿。

【操作】

（1）操作部位：冲脉、任脉、带脉、足太阳膀胱经在背部循行区域；中脘、关元、巨阙、阑门、建里、梁门、石关、带脉、水分、太乙、天枢、心俞、督俞、膈俞、肝俞、胆俞、脾俞、胃俞、三焦俞、肾俞、气海俞、大肠俞穴。

（2）操作手法：层按法、旋揉法、迎法、捻法、捏提法、掌揉法。

（3）操作步骤

1）层按提法施于中脘穴，下按上提各2min、各层停留1min，以下肢热胀为度。

2）旋揉法逆时针施于全腹部（以关元穴为中心），25次/分，共2min。

3）迎法施于巨阙穴同时捻调法施于阑门穴，35次/分，共1min，以胃肠气通感为佳。

4）捻补法施于建里穴，25次/分，共1min。

5）迎法施于左梁门、右石关穴同时捻调法施于水分、太乙、天枢穴，35次/分，每穴0.5min。

6）捏提法施于带脉穴，7次，以局部胀痛为度。

7）掌揉法施于膀胱经（心俞至大肠俞穴为主），每侧各1min，以局部酸胀为度。

1）～6）取仰卧位；7）取俯卧位。

【解析】　脾虚失运，湿浊停聚，流注任脉，任脉失约。层按提法施于中脘穴可补益中气，健脾和胃；以关元穴为中心，逆时针施以旋揉法可温补阳气，回阳固脱，通调水湿；迎巨阙穴同时捻调阑门穴以调气机，捻补建里穴以健脾气；迎左梁门、右石关穴可开畅谷道、调胃以扶脾，同时捻调太乙、天枢穴以和脾胃，畅中焦，捻调水分穴以畅下焦；捏提带脉穴以调节带脉，通络止带；掌揉两侧心俞至大肠俞穴以健运脾气，激发阳气，升阳除湿。

2. 肾阳虚证

【症状】　白带清冷，量多，质稀薄，终日淋漓不断，腰痛如折，小腹冷感，畏寒肢冷，面色晦暗，小便频数清长，夜间尤甚，大便溏薄，舌质淡，苔薄白，脉沉迟。

【证候分析】　命门火衰，肾阳不足，气化失调，水湿内停，故带下量多，绵绵不断，质清稀如水；腰为肾之府，故肾虚则腰痛如折；肾阳不足，不能温煦胞宫，故小腹冷痛；阳气不能外达，则畏寒肢冷，面色晦暗；肾阳虚不能上温脾阳，则大便溏薄；不能下暖膀胱，故小便清长；舌质淡，苔薄白，脉沉迟亦为肾阳虚之征。

【治法】　温肾培元，固涩止带。

【操作】

（1）操作部位：冲脉、任脉、带脉、督脉、足太阳膀胱经在背部循行区域；关元、神阙、气海、下脘、中极、归来、三阴交、血海、阴陵泉、涌泉、带脉、命门、膈俞、肝俞、胆俞、脾俞、胃俞、三焦俞、肾俞、气海俞、大肠俞、关元俞、八髎穴。

（2）操作手法：层按法、团摩法、指振法、捻法、捏提法、捏脊法、擦法。

（3）操作步骤

1）层按提法施于关元穴，下按上提各2min、各层停留1min，以下肢热胀为度。

2）团摩法施于中腹部（以神阙穴为中心），15圈/分，共2min。

3）指振法施于气海、下脘穴，每穴1min，以腹部微热为度。

4）捻调法施于中极、归来、三阴交、血海、阴陵泉、涌泉穴，30次/分，每穴0.5min。

5）捏提法施于带脉穴，5次，以局部胀痛为度。

6）捏脊法施于督脉（命门穴为主），5次；施于膀胱经（膈俞至关元俞穴为主），每侧各5次，以局部胀痛为度。

7）横擦法施于八髎穴，共 0.5min，以皮肤透热为宜。

1）～5）取仰卧位；6）～7）取俯卧位。

【解析】　肾为先天之本，统领一身阳气。层按提法施于关元穴以温肾培元；团摩神阙穴可升阳气，化气血，畅气机；指振气海穴以培补元气；指振下脘穴以温补肾阳；捺调中极、归来穴内应胞宫，以调经带诸证；捺调三阴交、阴陵泉以降泄水湿；捺调血海穴以健脾助运，捺调涌泉穴可调理肾经，辅助正气；捏提带脉穴以固经止带；捏脊施于督脉、膀胱经可调节阳气运行，以布散阳气，重点作用于膈俞、脾俞、胃俞、三焦俞穴以滋养后天；横擦八髎穴可扶正助阳，辅以固涩止带。

第六节　产后尿失禁

产后尿失禁是指女性产后出现不能约束小便，遗尿等症状的一类病症。本病属于"小便不禁""小便失禁""遗溺""膀胱咳"等病症的范畴。《素问·宣明五气》就有记载："五气所病……膀胱不利为癃，不约为遗溺。"本病发生于妇女产后，常在大声咳嗽或者用力时小便不自主流出，故后世医家常将本病称为"膀胱咳"。

西医学中尿失禁分为压力性尿失禁、急迫性尿失禁、混合性尿失禁、充溢性尿失禁、真性尿失禁，其中以压力性尿失禁最为常见。压力性尿失禁属于中医学产后尿失禁范畴，可参考本节辨证施术。

一、病因病机

膀胱气化功能失调是小便不禁、遗溺的基本病因。其病位在膀胱，常与脾、肾、肺、三焦等脏腑失调有关。脏腑推拿临证治疗常见病机如下。

1. 肺脾气虚　脾居中焦，是水液升降的枢纽，脾气不足则升降失调，水液无制则生遗溺。脾主运化，输布水谷精微，升清降浊，为气血生化之源，若素体虚弱，或思虑过度，饮食失节，中气不足，气陷不升，摄纳无力，气化失司，水液无制，也会影响膀胱的固摄功能。肺为水之上源，主通调水道。肺气虚弱，气不布津，通调失司，水液无以下注膀胱，则生遗溺。

2. 肾虚不固　肾与膀胱相表里，尿液生成、贮存和排泄的过程，均依赖于肾的固摄和气化作用。人体肾气充盛，则气化如常，固摄有权，膀胱开阖有度，尿液得以正常排泄。妇女产后，损伤肾气，可导致肾气不足，气化失常，固摄无权，开阖失司，膀胱失约，则遗溺不禁。

二、诊查要点

（一）诊断依据

（1）小便频数或失禁发生在产后 1 周左右，初起多有排尿疼痛，尿时淋沥不断、尿中夹有血丝，继则小便自遗。

（2）腹部检查、妇科检查、尿常规等检查有助于诊断。

（二）鉴别诊断

尿频：尿频仅是指小便次数的增多，可以控制尿液的排出。可以分为生理性和精神神经性尿频，多因炎症、精神因素导致，炎症导致尿频常伴有尿急、尿痛等症状，非炎症尿频则仅表现为小便次数的增加，并无疼痛症状，但对小便的排出能够控制。

三、脏腑推拿治疗

（一）治疗原则

本病基本治疗原则以固摄止遗为主。脾肺气虚者，治宜补气健脾，固涩止遗；肾虚不固者，治宜温肾固摄，缩尿止禁。

（二）辨证施治

1. 肺脾气虚证

【症状】　常觉小腹坠胀，尿意频数，滴沥不禁，四肢困倦，少气懒言，面色少华，食欲不振，大便溏薄，舌质淡红，苔薄白，脉沉无力。

【证候分析】　素体虚弱，复因产时、产后失血过多，肺脾气虚，清阳下陷则觉小腹坠胀；因血少气弱，气血不能上荣，则面色少华，脾虚运化失职则纳少便溏；气虚中阳不振，则四肢困倦，少气懒言；肺气虚治节失司，膀胱不约，脾气不足，中气下陷，水液无制，两者合致尿液频数，滴沥不禁；舌质淡红，苔薄白，脉沉无力皆为气虚之征。

【治法】　补气健脾，固涩止遗。

【操作】

（1）操作部位：冲脉、任脉、足太阳膀胱经在背部循行区域；上脘、巨阙、阑门、建里、中脘、中府、云门、膻中、中极、足三里、气海、太渊、尺泽、合谷、百会、神阙、膈俞、肝俞、胆俞、脾俞、胃俞、三焦俞、肾俞、气海俞、大肠俞、关元俞、小肠俞、膀胱俞穴。

（2）操作手法：层按法、迎法、捺法、提拿法、指揉法、旋揉法、按揉法。

（3）操作步骤

1）层按提法施于上脘穴，下按上提各 1min、各层停留 2min，以下肢热胀为度。

2）迎法施于巨阙穴同时捺调法施于阑门穴，35 次/分，共 1min，以胃肠气通感为佳。

3）捺补法施于建里、中脘穴，30 次/分，每穴 1min。

4）捺调法施于中府、云门、膻中、中极、足三里穴，35 次/分，每穴 0.5min。

5）提拿法同时施于建里、气海穴，1 次，以胸腹气通感为佳。

6）指揉法施于太渊、尺泽、合谷、百会穴，共 2min，以局部酸胀为度。

7）旋揉法施于中腹部（以神阙穴为中心），20 次/分，共 1min。

8）按揉法施于膀胱经（膈俞至膀胱俞穴为主），每侧各 1min，以局部酸胀为度。

1）～7）取仰卧位；8）取俯卧位。

【解析】　素体虚弱，又因产时、产后失血过多，层按提法施于上脘穴以达补肺益气之效；迎巨阙穴同时捺调阑门穴，捺补建里、中脘穴以补气健脾；捺调中府、云门、膻中、足三里穴以疏调肺经、胃经经气运行，宣通气机；提拿建里、气海穴则能健运脾气，调补后天；指揉百会穴以升提阳气；合谷穴为大肠经原穴，大肠经与肺经相表里，指揉合谷、太渊、尺泽穴可宣肺理气；旋揉神阙穴以温阳化气，升阳举陷，强肾固摄；按揉两侧膈俞至膀胱俞穴以振奋督阳，调和阴阳，配合捺调膀胱经募穴中极穴，使膀胱气化有常，小便固摄有度。

2. 肾气不固证

【症状】 睡中常不自知而遗尿，面色㿠白，形体消瘦，精神萎靡不振，头晕耳鸣，腰酸腿软，舌质淡，苔薄白，脉细弱，尤以尺脉弱。

【证候分析】 肾虚下焦失于温煦，膀胱气化失常，关门不固，故使小便失禁，睡中不自知遗尿；肾主骨生髓，腰为肾府，肾虚则髓海、外府失养，故形体消瘦，头晕耳鸣，腰酸腿软；肾阳虚衰，中阳不振，故面色㿠白，精神萎靡不振；舌质淡，苔薄白，脉细弱多为气虚之故。

【治法】 温肾固摄，缩尿止禁。

【操作】

（1）操作部位：冲脉、任脉、带脉、督脉、足少阴肾经在腹部循行区域、足太阳膀胱经在背部循行区域；下脘、神阙、中极、足三里、三阴交、太溪、涌泉、百会、带脉、命门、膈俞、肝俞、胆俞、脾俞、胃俞、三焦俞、肾俞、气海俞、大肠俞、关元俞、八髎穴。

（2）操作手法：层按法、掌振法、托振法、捺法、一指禅推法、拨按法、捏脊法。

（3）操作步骤

1）层按提法施于下脘穴，下按上提各 2min、各层停留 1min，以下肢热胀为度。

2）掌振法施于神阙穴，共 2min，以腹部微热为度。

3）托振法施于下腹部，共 3min。

4）捺调法施于中极、足三里、三阴交、太溪、涌泉、百会穴，30 次/分，每穴 0.5min。

5）一指禅推法施于肾经在腹部循行区域，逆经方向，每侧各 6 次。

6）拨按法施于带脉穴，6 次，以局部胀痛为度。

7）捏脊法施于督脉（命门穴为主），5 次；施于膀胱经（膈俞至关元俞及八髎穴为主），每侧各 5 次，以局部胀痛为度。

【解析】 下焦失于温煦，膀胱气化失常。层按提法施于下脘穴，可温固下元以疏导水湿；掌振神阙穴以温补阳气，回阳固脱；托振法施于下腹部以培补元气；捺调百会穴以升举阳气；捺调胃经合穴足三里穴可补益后天之本；捺调三阴交、太溪、涌泉穴补益肾阴以"阴中求阳"；捺调膀胱经募穴中极穴以益肾止遗，诸穴合用可以振奋阳气，调节元阳，健运脾肾；一指禅推法施于肾经在腹部循行区域以调补肾气；拨按带脉穴以调畅气机，改善气血；捏脊法重点作用于命门、膈俞至关元俞、八髎穴可调和脏腑之气，以扶正助阳，温肾止遗。

第七节　产后身痛

产后身痛，又称产后遍身疼痛、产后关节痛、产后痹证、产后痛风，是以妇女产褥期间，出现肢体或关节酸楚、疼痛、麻木、重着肿胀为主症的病症，俗称"产后风"。对本病的论述，最早见于唐代《经效产宝·产后中风方论》，指出其因"产伤动血气……风邪乘之"，并列方治。

西医学中产褥期中因风湿、类风湿引起的关节痛、产后坐骨神经痛、多发性肌炎、产后血栓性静脉炎出现类似上述症状者，属于中医产后身痛病范畴，均可参考本节辨证施术。

一、病因病机

产后身痛的发病机理，主要是产后营血亏虚，经脉失养或风寒湿邪乘虚而入，稽留关节、经络所致。由于产后体质发生变化，使本症具有多虚夹瘀的特点。脏腑推拿临证治疗常见病机如下。

1. 血虚 素体虚弱，复因产时、产后失血过多，四肢百骸空虚，筋脉关节失于濡养，以致肢体麻木，甚或疼痛，或因血少气弱、血虚不能上荣，运行无力，以致血流不畅，迟滞而痛。

2. 血瘀 产时胞衣残留、恶露不净，或产后瘀血留滞经脉，或手术伤气动血，或感受风寒，寒凝血瘀，瘀血阻于经脉、关节，故肢体疼痛、麻木、重着、屈伸不利；瘀血停滞于皮肉之间，可致肿胀明显。此外，产后情志不畅，肝气郁结，气机不宣，瘀血内停而致血络闭阻，筋脉不通，以致肢体腰腹刺痛抽搐。

3. 肾虚 肾主骨，腰为肾之府，膝、足跟为肾之所经过，若素体肾虚，加之产伤耗损肾气，更损伤精血，使肾失濡养，精血俱虚，胞脉失养。胞脉虚则肾气亦虚，故腰脊酸痛，腿脚乏力。足跟是肾经所过之处，故肾虚则足跟痛。

二、诊查要点

（一）诊断依据

（1）产时、产后失血过多，产褥期起居不慎，当风感寒，居住环境潮湿阴冷。

（2）以产后肢体关节酸楚、疼痛、麻木、重着，局部无红、肿、灼热等临床表现为诊断要点。

（3）本病多突发，常见于冬春严寒季节分娩者。病久不愈者可见肌肉萎缩，关节变形。

（4）抗"O"、血沉、血气分析、血钙、类风湿因子、X线摄片等检查有助于明确诊断。

（二）鉴别诊断

1. 风湿性关节炎 属变态反应性疾病，多以急性发热及关节疼痛起病，典型临床表现是轻度或中度发热，游走性多关节炎，受累关节多为膝、踝、肩、肘、腕等关节，常见由一个关节转移至另一个关节，病态局部呈现红、肿、灼热、剧痛，部分患者也有几个关节同时发病，不典型的患者仅有关节疼痛而无其他炎症表现，急性炎症一般在2～4周消退，不留后遗症，但常反复发作。

2. 类风湿关节炎 晨僵至少持续1个小时，有3个或3个以上的关节同时肿胀，肿胀呈对称性，类风湿因子筛查呈阳性。

三、脏腑推拿治疗

（一）治疗原则

本病以内伤气血为主，而兼风寒湿瘀，治疗当以调理气血、舒筋止痛为主。针对不同证型，辅以不同治法：血虚者，治宜养血益气，温经通络；血瘀者，治宜益气活血，散瘀通络；肾虚者，治宜补肾强腰，健筋壮骨。

（二）辨证施治

1. 血虚证

【症状】 产后遍身关节酸楚、疼痛，肢体麻木，面色萎黄，头晕心悸，体倦乏力，恶露量多，色淡质稀，舌淡苔薄，脉细弱。

【证候分析】 素体气血虚弱，复因产时、产后失血过多，四肢百骸空虚，筋脉关节失于濡养，以致遍身肢体关节麻木，甚或酸楚疼痛；或因血少气弱，血虚不能上荣于头面，则面色萎黄，头晕心悸；舌淡苔薄，脉细弱均为血虚之征。

【治法】 养血益气，温经通络。

【操作】

（1）操作部位：任脉、足太阳膀胱经在背部循行区域；中脘、气海、巨阙、建里、内关、血海、三阴交、梁丘、足三里、气冲、神阙、心俞、督俞、膈俞、肝俞、胆俞、脾俞、胃俞、八髎穴。

（2）操作手法：指振法、迎法、捺法、指按法、团摩法、按揉法、捏脊法、擦法。

（3）操作步骤

1）指振法施于中脘、气海穴，每穴 1min，以腹部微热为度。

2）迎法施于巨阙穴同时捺补法施于建里穴，30 次/分，共 1min。

3）捺调法施于内关、血海、三阴交、梁丘、足三里穴，35 次/分，每穴 0.5min。

4）指按法施于气冲穴，共 1min，抬手后以下肢热胀为佳。

5）团摩法施于中腹部（以神阙穴为中心），10 圈/分，共 1min。

6）按揉法施于膀胱经（心俞至胃俞穴为主），每侧各 3min，以局部酸胀为度。

7）捏脊法施于膀胱经（心俞至胃俞穴为主），每侧各 3 次，以局部胀痛为度。

8）横擦法施于八髎穴，共 0.5min，以皮肤透热为宜。

1）～5）取仰卧位；6）～8）取俯卧位。

【解析】 素体气血亏虚，加之产后伤血，致使气血不足。气为血之帅，血为气之母，指振中脘、气海二穴以调畅气机，强健脾气，达气血内生之效；迎巨阙穴同时捺补建里穴以健脾畅中，复脾之生化功能；捺调血海、三阴交、梁丘、足三里穴，配合按揉脾俞、胃俞穴，可促气血生成，以后天滋养先天，充养先天的不足；捺调内关穴及按揉心俞、膈俞穴以助气血运行，使生血而不滞；指按气冲穴以调气通脉；团摩神阙穴以改善脏腑的气血运行；捏脊配合横擦八髎穴可温阳益气，温经通络。

2. 血瘀证

【症状】 产后周身疼痛，呈胀痛或掣痛或针刺样疼痛，屈伸不利，关节肿胀明显，面紫唇黯，恶露量少、色黯、质黏有块，小腹疼痛，拒按，舌暗，苔薄腻，脉弦涩。

【证候分析】 产时胞衣残留、恶露不净，或产后瘀血留滞经脉，或手术伤气动血，或感受风寒，寒凝血瘀，瘀血阻于经脉、关节，故肢体胀痛或掣痛、麻木、重着、屈伸不利；瘀血停滞于皮肉之间，可致肿胀明显；瘀阻胞宫，故恶露量少、小腹疼痛；面紫唇黯、脉弦涩均为瘀血之征。

【治法】 益气活血，散瘀通络。

【操作】

（1）操作部位：任脉、带脉、督脉、足厥阴肝经在腹部的循行区域、足太阳膀胱经在背部循行区域；神阙、巨阙、阑门、建里、气海、天枢、中府、云门、章门、期门、血海、三阴交、地机、太冲、带脉、八髎、膈俞、肝俞、胆俞、脾俞、胃俞、三焦俞、肾俞、气海俞、大肠俞穴。

（2）操作手法：掌振法、迎法、捺法、一指禅推法、捏提法、擦法、捏脊法。

（3）操作步骤

1）掌振法施于神阙穴，共 1min，以腹部微热为度。

2）迎法施于巨阙穴同时捺调法施于阑门、建里、气海、天枢穴，35 次/分，每穴 0.5min。

3）一指禅推法施于肝经在腹部循行区域，逆经方向，每侧各 5 次。

4）捺调法施于中府、云门、章门、期门、血海、三阴交、地机、太冲穴，30 次/分，每穴 0.5min。

5）捏提法施于带脉穴，5 次，以局部胀痛为度。

6）横擦法施于八髎穴，共 0.5min，以皮肤透热为宜。

7）捏脊法施于膀胱经（膈俞至大肠俞穴为主），每侧各 3 次，以局部胀痛为度。

1）～5）取仰卧位；6）～7）取俯卧位。

【解析】 气虚血瘀，脉络痹阻而致周身疼痛。掌振神阙穴以振奋脏腑之气，兼以放松精神；迎巨阙穴同时捺调阑门、建里、气海、天枢穴以补脾益气，使气行而有源；一指禅推法施于肝经在腹部循行区域，配合捺调章门、期门、太冲穴以畅行肝气，调和血海；捺调中府、云门穴通过调肺气进而调节一身气机，以助血行；捺调血海、三阴交、地机穴以温通经脉，活血散瘀；捏提带脉可加强止痛，深取痛引；横擦八髎穴以调节气血的运行，布散阳气，气行则痛止；捏脊可促进疏通局部经络，散瘀不伤正，扶正不留邪。

3. 肾虚证

【症状】 产后腰膝、足跟疼痛，腿脚乏力，头晕耳鸣，舌淡暗，苔薄，脉沉细。

【证候分析】 肾主骨，腰为肾之府，膝、足跟为肾经所过，若素体肾虚，加之产伤耗损肾气，使肾失濡养，精血俱虚，胞脉失养，故腰膝疼痛，腿脚乏力；足跟是肾经所过之处，故肾虚则足跟痛；肾虚，精气不能上荣清窍，则头晕耳鸣；舌淡暗苔薄，脉沉细均为肾气不固，精血亏虚之征。

【治法】 补肾强腰，健筋壮骨。

【操作】

（1）操作部位：任脉、带脉、督脉、足太阳膀胱经在背部循行区域；神阙、百会、膻中、中极、阳陵泉、委中、足三里、三阴交、太溪、涌泉、带脉、命门、膈俞、肝俞、胆俞、脾俞、胃俞、三焦俞、肾俞、气海俞、大肠俞、关元俞、八髎穴。

（2）操作手法：掌振法、捺法、团摩法、捏提法、捏脊法。

（3）操作步骤

1）掌振法施于神阙穴，共 1min，以腹部微热为度。

2）捺调法施于百会、膻中、中极、阳陵泉、委中、足三里、三阴交、太溪、涌泉穴，35 次/分，每穴 0.5min。

3）团摩法施于中腹部（以神阙穴为中心），10 圈/分，共 2min。

4）捏提法施于带脉穴，6 次，以局部胀痛为度。

5）捏脊法施于督脉（命门穴为主），5 次；施于膀胱经（膈俞至关元俞及八髎穴为主），每侧各 5 次，以局部胀痛为度。

1）～4）取仰卧位；5）取俯卧位。

【解析】 产后肾气亏虚，筋骨失养。掌振神阙穴以益气养肾；捺调百会、气会膻中穴以升提阳气；捺调中极穴以刺激有形脏器胞宫，配合捺调足三里、三阴交、太溪、涌泉穴以调理肝脾肾，益气生精；捺调阳陵泉、委中穴以强筋壮骨；团摩神阙穴以促进腹部经络运行，疏经通络，增强脏腑功能；捏提带脉穴以加强止痛之效；于腰背部督脉、膀胱经施以捏脊法，重点作用于命门、膈俞至关元俞、八髎穴，以布散阳气，扶助正气，气行则痛止。

思考题

1. 请简述脏腑推拿治疗寒凝血瘀型痛经的操作及解析。

2. 针对闭经的虚证与实证，脏腑推拿在治疗手法上有何异同，其中通任脉法具有什么治疗作用？

3. 脏腑推拿治疗带下病中拨按带脉穴具有什么治疗意义？

4. 在妇科病症的防治中拨按带脉穴与捏提带脉穴在治疗作用上有何不同？请举例说明。

第六章

男科病症的防治

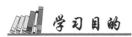 学习目的

通过本章学习，熟悉各男科病症的概念、病因病机、诊断依据与鉴别诊断；掌握其治疗原则、证候分析，重点掌握其治法、操作与解析。

第一节　阳　　痿

阳痿是指青壮年男子性交时，由于阴茎不能有效地勃起，无法进行正常性生活的一种病证，常可表现为阴茎痿弱不起，临房举而不坚，或坚而不能持久。古代文献中认为本病多因虚所致，临床上尚有实证，应当详加辨析。如《明医杂著》曰"男子阴痿不起，古方多云命门火衰。精气虚冷固有之矣，然亦有郁火甚而致痿"，明确指出了郁火也可导致阳痿。

西医学中的男子性功能障碍和某些慢性疾病表现以阳痿为主者，可参考本节内容辨证施术。

一、病　因　病　机

本病的病因主要有劳伤久病，饮食不节，七情所伤，外邪侵袭。其基本病机为肝、肾、心、脾受损，经脉空虚，或经络阻滞，导致宗筋失养而发为阳痿。脏腑推拿临证治疗常见病机如下。

1. 命门火衰　房劳太过，或少年误犯手淫，或早婚，以致精气亏虚，命门火衰，宗筋气血不畅，前阴失养，故发为阳痿，正如《诸病源候论·虚劳阴痿候》云："劳伤于肾，肾虚不能荣于阴器，故痿弱也。"《景岳全书·阳痿》曰："凡男子阳痿不起，多由命门火衰，精气虚冷。"可见命门火衰可致阳痿。

2. 肝筋受损　肝主筋，阴器为宗筋之汇。忧思郁怒，湿热下注，则肝失疏泄条达，不能疏通血气而畅达前阴，使宗筋所聚无能，如《医学纲目·阴痿阴汗阴冷阴痒》云："阴痿，皆耗散过度，伤于肝筋所致。经云：足厥阴之经，其病伤于内则不起是也。"《明医杂著·男子阴痿》按语中谓："盖肝者木也，如木得湛露则森立，遇酷热则萎悴。若因肝经湿热而患者，用龙胆泻肝以清肝火、导湿热。若因肝经燥热而患者，用六味丸以滋肾水、养肝血而自安。"

二、诊查要点

（一）诊断依据

（1）成人男子性交时，阴茎痿而不举，或举而不坚，或坚而不久，无法进行正常的性生活。但须除外阴茎发育不良引起的性交不能。

（2）常有神疲乏力，腰酸膝软，畏寒肢冷，夜寐不安，精神苦闷，胆怯多疑，或小便不畅，滴沥不尽等症。

（3）本病常有房劳过度，手淫频繁，久病体弱，或有消渴、惊悸、郁证等病史。

（4）排除性器官发育不全，或药物引起的阳痿。

（5）尿常规、前列腺液、血脂、夜间阴茎勃起试验等检查有助于诊断。

（二）鉴别诊断

早泄：是指性交之时阴茎尚能勃起，但因过早到达高潮射精，导致性交过早结束的病症；阳痿是指性交时，阴茎不能有效地勃起，无法进行正常性生活。早泄虽可引起阳痿，但阳痿是指性交时阴茎根本不能勃起，或勃起无力，或持续时间过短而不能进行正常的性生活，临床上二者常并存。

三、脏腑推拿治疗

（一）治疗原则

本证治疗以恢复前阴宗筋气血为原则。虚证不应局限于补阳，应阴阳双补，若纯补肾阳，不因证施法，有可能导致病情加重。如《素问·阴阳应象大论》曰："壮火之气衰，少火之气壮，壮火食气，气食少火；壮火散气，少火生气。"命门火衰者，治宜滋阴养血，温肾壮阳；肝筋受损者，治宜疏肝解郁，清热利湿。

（二）辨证施治

1. 命门火衰证

【症状】　阳事不举，精薄清冷，腰酸膝软，头晕耳鸣，畏寒肢冷，舌淡苔薄白，脉沉细，右尺尤甚。

【证候分析】　肾主生殖，司二便，肾虚火衰，宗筋失养，则致阳事不举，精薄清冷；肾虚累及腰府，则腰府失养，故而导致腰膝酸软；脑为髓海，肾经任脉、督脉、足太阳膀胱经脉，上养髓海，肾虚髓海失养，故头晕耳鸣；肾中藏元阳，元阳亏耗，则引起畏寒肢冷，舌淡苔薄白，脉沉细，右尺尤甚。

【治法】　滋阴养血，温肾壮阳。

【操作】

（1）操作部位：冲脉、任脉、带脉、督脉、足太阳膀胱经在背部循行区域；关元、下脘、神阙、气冲、中极、归来、三阴交、血海、带脉、命门、膈俞、肝俞、胆俞、脾俞、胃俞、三焦俞、肾俞、气海俞、大肠俞、关元俞穴。

（2）操作手法：层按法、团摩法、指振法、掌运法、指按法、捺法、拨按法、擦法。

（3）操作步骤

1）层按提法施于关元、下脘穴，每穴下按上提各 2min、各层停留 1min，以下肢热胀为度。

2）团摩法施于中腹部（以神阙穴为中心），15 圈/分，共 2min。

3）指振法施于关元穴，共 1min，以腹部微热为度。

4）掌运法施于神阙穴一线，15 次/分，共 1min。

5）指按法施于气冲穴，共 1min，抬手后以下肢热胀为佳。

6）捺调法施于中极、归来、三阴交、血海穴，30 次/分，每穴 0.5min。

7）拨按法施于带脉穴，5 次，以局部胀痛为度。

8）擦法施于督脉（命门穴为主）、膀胱经（膈俞至关元俞穴为主），共 0.5min，以皮肤透热为宜。

1）～7）取仰卧位；8）取俯卧位。

【解析】　命门火衰者，补虚之法在于阴阳双补，首先必使气血通利，使补而不滞。首先于关元、下脘穴行层按提法以作用于冲、任二脉，通运诸经气血，温肾壮阳；团摩神阙穴以温通理气；指振关元穴以温补下元；掌运神阙穴一线以疏利肝脾经气，固摄带脉；指按气冲穴以温固下元，濡养宗筋；捺调中极、归来穴可理气固肾，捺调三阴交、血海穴以补益气血；拨按带脉穴以利少阳枢机，安下焦相火；擦腰背部督脉及两侧膀胱经以催动阳气蒸腾，引摄督脉阳气入于下焦。

2. 肝筋受损证

【症状】　阳痿不举，烦躁易怒，胸脘不适，胁肋胀闷，食少便溏，苔薄，脉弦。或阴囊湿痒臊臭，下肢酸困，小便黄赤，苔黄腻，脉濡数。

【证候分析】　肝经绕阴器，肝气内郁，肝经气机不畅，或湿热下侵，肝筋受累，宗筋失养，则致阳痿不举；肝气不舒，胸脘不适，胁肋胀闷，横逆犯脾，则食少便溏，苔薄，脉弦。湿热下注，肝经、宗筋受累，则阴囊湿痒臊臭，下肢酸困，小便黄赤，苔黄腻，脉濡数。

【治法】　疏肝解郁，清热利湿。

【操作】

（1）操作部位：冲脉、任脉、带脉、足厥阴肝经在腹部循行区域、足太阳膀胱经在背部循行区域；上脘、神阙、巨阙、阑门、建里、章门、期门、阴陵泉、太冲、血海、气海、气冲、带脉、膈俞、肝俞、胆俞、脾俞、胃俞、三焦俞、肾俞、气海俞、大肠俞、关元俞穴。

（2）操作手法：层按法、掌振法、一指禅推法、迎法、捺法、提拿法、指按法、拨按法、捏脊法。

（3）操作步骤

1）层按散法施于上脘穴，下按上提各 1.5min、各层停留 2min，以下肢麻胀为度。

2）掌振法施于神阙穴，共 1min，以腹部微热为度。

3）一指禅推法施于肝经在腹部循行区域，逆经方向，每侧各 5 次。

4）迎法施于巨阙穴同时捺泻法施于阑门穴，40 次/分，共 1min，以胃肠气通感为佳；捺调法施于章门、期门、阴陵泉、太冲、血海穴，35 次/分，每穴 0.5min。

5）提拿法同时施于建里、气海穴，1 次，以胸腹气通感为佳。

6）指按法施于气冲穴，共 1min，抬手后以下肢热胀为佳。

7）拨按法施于带脉穴，7 次，以局部胀痛为度。

8）捏脊法施于膀胱经（膈俞至关元俞穴为主），每侧各 3 次，以局部胀痛为度。

【解析】 肝木有疾，易传脾土，脾失健运，而水湿停留致病。层按散法施于上脘穴以平冲降逆，开胸顺气；掌振神阙穴以刺激有形脏腑，促进小肠泌别清浊，激荡大肠，以排湿邪；一指禅推法施于肝经在腹部循行区域可疏利肝气；迎巨阙穴防胃气逆乱，同时捺泻阑门穴以通降胃肠壅塞之气；捺调章门、期门、太冲穴可疏肝气；捺调阴陵泉、血海穴可健脾气，助湿下行，达到肝脾同调的目的。提拿建里、气海穴以调气理脾，引气归元；指按气冲穴以调气通脉，顺气行血；拨按带脉穴以开结通经，利少阳枢机；捏脊法可调节脏腑功能，升提阳气，升清降浊以利湿邪下行。

第二节 遗 精

遗精是指不因性生活而精液遗泄的病证。古代文献中多分列在虚劳门，至《普济本事方·膀胱疝气小肠精漏》中正式提出了遗精和梦遗的名称，其中有梦而遗精者，称为梦遗；无梦而遗精，甚至清醒时精液自出者，称为滑精。在临床上虚劳是主要因脏腑亏损而出现以五脏虚证为主要临床表现的多种慢性虚弱性病症，而遗精指不因性生活而精液遗泄，两者之间有明显的区别。

西医学的神经衰弱、前列腺炎、精囊炎、包茎等引起的以遗精为主要症状者，可参考本节辨证施术。

一、病因病机

本病的发生，多由劳心太过，欲念不遂，饮食不节，恣情纵欲诸多因素而致。其基本病机为肾失封藏，精关不固。脏腑推拿临证治疗常见病机如下。

1. 君相火旺 劳心过度，心阴暗耗，心火偏亢，心火不能下交于肾，肾水不能上济于心，心肾不交，水亏火旺，扰动精室，发为遗精。如《严氏济生方·白浊赤浊遗精论治》言："喜怒劳逸，忧愁思虑，嗜欲过度，起居不常，遂致心火炎上而不息，肾水散漫而无归，上下不得交养，心肾受病。心受病者令人遗精白浊，肾受病者亦令人遗精白浊。此皆心肾不交，关键不牢之所致也。"《景岳全书·遗精》也指出："精之藏制虽在肾，而精之主宰则在心，故精之蓄泄无非听命于心。"

2. 肾气不固 先天不足，禀赋素亏；或青年早婚，房室过度；或少年无知，频犯手淫，导致肾气亏虚，肾主藏精，肾气已亏，则下元不固，精泄易出。故《景岳全书·遗精》曰："有素禀不足，而精易滑者，此先天元气之单薄也。"

二、诊查要点

（一）诊断依据

（1）男子梦中遗精，每周超过 2 次以上；或清醒时，不因性生活而排泄遗精者。

（2）常伴有头昏、精神萎靡、腰腿酸软、失眠等症。

（3）本病常有恣情纵欲，情志内伤，久嗜醇酒厚味等病史。

（4）直肠指诊、前列腺 B 超、前列腺液常规及精液抗原等检查，有助于诊断。

（二）鉴别诊断

1. 溢精 指成年未婚男子，或婚后夫妻分居者，1个月遗精1～2次，次日并无不适感觉或其他症状，属于生理现象，并非病态。

2. 精浊 是指尿道口时时流出米泔样或者糊状浊物，茎中作痒疼痛，痛甚如刀割样；而遗精是从尿道口流出精液，且无疼痛。

三、脏腑推拿治疗

（一）治疗原则

本证治疗以固摄精关为原则，病变主要涉及心肾，凡实者应清泻为主，虚者宜补涩，君相火旺者，治宜清心安神，滋阴清热；肾虚不固者，治宜补肾益精，固涩止遗。

（二）辨证施治

1. 君相火旺证

【症状】 少寐多梦，梦中遗精，伴有头晕目眩，心悸不宁，善恐健忘，小便短赤，舌质红，脉细数。

【证候分析】 肾水不济心火，心火亢盛，心肾不交，则心悸不宁，少寐多梦；心火下移小肠，使化物功能失司，故小便短赤，舌质红；肾开窍于二阴，内藏相火，肾虚则相火妄动，故可见梦中遗精；脑为髓海，肾经任脉、督脉、足太阳膀胱经脉，上养髓海，肾虚髓海失养，故头晕目眩，善恐健忘，脉细数。

【治法】 清心安神，滋阴清热。

【操作】

（1）操作部位：任脉、足太阳膀胱经在背部循行区域；神阙、巨阙、阑门、膻中、中脘、气海、血海、足三里、三阴交、照海、涌泉、太溪、内关、神门、百会、四神聪、气冲、心俞、肝俞、脾俞、肾俞、命门穴。

（2）操作手法：团摩法、掌振法、掌合法、迎法、捺法、指揉法、指按法、按揉法、擦法。

（3）操作步骤

1）团摩法施于中腹部（以神阙穴为中心），15圈/分，共1min。

2）掌振法施于神阙穴，共1min，以腹部微热为度。

3）掌合法施于中腹部（以神阙穴为中心），10次。

4）迎法施于巨阙穴同时捺调法施于阑门穴，30次/分，共1min；捺调法施于膻中、中脘、气海穴，30次/分，每穴1min。

5）捺调法施于血海、足三里、三阴交、照海、涌泉、太溪穴，30次/分，每穴0.5min。

6）指揉法施于内关、神门、百会、四神聪穴，每穴0.5min，以局部酸胀为度。

7）指按法施于气冲穴，共1min，抬手后以下肢热胀为佳。

8）按揉法施于膀胱经（心俞、肝俞、脾俞、肾俞穴为主），每侧各2min，以局部酸胀为度。

9）横擦法施于命门穴，共0.5min，以皮肤透热为宜。

1）～7）取仰卧位；8）～9）取俯卧位。

【解析】 劳心过度，心阴暗耗，心火偏亢，心火不能下交于肾，肾水不能上济于心，水亏火旺，扰动精室。团摩神阙穴可畅肠腑气机，引小肠之火热下移膀胱；掌振神阙穴以调脉补虚，补气养血；掌合神阙穴以达平衡阴阳，引气归元之功；迎巨阙穴同时捺调阑门穴以疏调中焦气机；捺调膻中、中脘、气海穴可通调三焦气机，疏泻心中郁火；捺调血海、足三里、三阴交穴以健运脾胃，清利湿热；捺调照海、涌泉、太溪穴以滋阴清热；指揉内关、神门穴以调和气机，宁心安神；指揉百会、四神聪穴以升聚精气，调神养脑；指按气冲穴可调营血，舒宗筋；按揉脊柱两侧膀胱经助调心安神，配合横擦命门穴以固摄精关。

2. 肾气不固证

【症状】 遗精频作，多为无梦而遗，甚至滑精不禁，腰酸膝软，眩晕耳鸣，阳痿早泄，精液清冷，夜尿清长，舌质淡胖而嫩，苔白滑，脉沉细。

【证候分析】 肾主封藏，司二便，肾虚则腰府失养，故见腰酸；膝为筋之府，肾虚及肝，故感膝软；脑为髓海，肾虚则髓海失养，因此可见眩晕耳鸣；封藏失司则遗精频作，甚至滑精不禁；遗精日久，肾气不固，则见阳痿早泄，精液清冷，夜尿清长；舌质淡胖而嫩，苔白滑，脉沉细为肾气亏虚之象。

【治法】 补肾益精，固涩止遗。

【操作】

（1）操作部位：冲脉、任脉、带脉、督脉、足太阳膀胱经在背部循行区域；下脘、神阙、巨阙、建里、百会、中极、足三里、三阴交、太溪、涌泉、带脉、命门、膈俞、肝俞、胆俞、脾俞、胃俞、三焦俞、肾俞、气海俞、大肠俞、关元俞穴。

（2）操作手法：层按法、掌振法、托振法、迎法、捺法、拨按法、捏脊法。

（3）操作步骤

1）层按法施于下脘穴，下按上提各2min，各层停留2min，以下肢热胀为度。

2）掌振法施于神阙穴，共2min，以腹部微热感为度。

3）托振法施于下腹部，共3min。

4）迎法施于巨阙穴同时捺补法施于建里穴，25次/分，共1min。

5）捺调法施于百会、中极、足三里、三阴交、太溪、涌泉穴，30次/分，每穴0.5min。

6）拨按法施于带脉穴，5次，以局部胀痛为度。

7）捏脊法施于督脉（命门穴为主），3次；施于膀胱经（膈俞至关元俞穴为主），每侧各3次，以局部胀痛为度。

1）～6）取仰卧位；7）取俯卧位。

【解析】 肾气虚，则下元不固，精泄易出。层按提法施于下脘穴可温固下元；托振法施于下腹部以温补肾气，固涩精气；掌振神阙穴以培补元气，益肾固精；迎巨阙穴同时捺补建里穴可调畅气机；捺调太溪、涌泉穴以滋阴补阳；捺调百会穴以充养脑髓；捺调中极穴以调和气血；捺调足三里、三阴交穴以调摄脾气、固肾涩精；拨按带脉穴可调畅气机，利少阳枢机；捏脊法施于腰背部督脉、膀胱经，重点作用于命门、肾俞、关元俞穴以补肾壮阳；作用于膈俞、脾俞、胃俞、三焦俞穴意在调补后天以资助先天，培补气血以养肾气。

第三节　早　泄

早泄是指在性交之始即行排精，甚至性交前即泄精的病证。古代文献中早泄常与遗精、阳痿等病证并见，未做严格的区分。至明清时才逐渐分离出来，正如《辨证录·种嗣门》言："男子有交感之时，妇人正在兴浓，而男子先痿，阳事不坚，精难射远。"在临床上，三者常合并出现。

西医学中原发性早泄、继发性早泄可以参考本节进行辨证施术。

一、病 因 病 机

早泄多由情志内伤，湿热侵袭，纵欲过度，久病体虚所致。其基本病机为肾失封藏，精关不固。脏腑推拿临证治疗常见病机如下。

1. 肾虚神动　心为情欲之府，性欲冲动，房劳过度，频犯手淫，以竭其精，而致肾精亏耗，则相火偏亢，心神上动，扰动精室，发为早泄；正如《格致余论·阳有余阴不足论》曰："主闭藏者肾也，司疏泄者肝也。二脏皆有相火，而其系上属于心。心君火也，为物所感则易动，心动则相火亦动，动则精自走，相火翕然而起，虽不交会，亦暗流而疏泄矣。"

2. 心脾两虚　劳心太过，心有欲念，以至君火摇于上，君火妄动，相火随而应之，势必影响肾之封藏。脾气散精，下归于肾，则为肾中所藏精髓。若久嗜醇酒厚味，脾胃湿热内生，下扰精室，则迫精外泄；亦或劳倦思虑，脾气下陷，精关不固而早泄。

二、诊 查 要 点

（一）诊断依据

（1）男子在性交之始即行排精，甚至性交前即泄精者。

（2）常伴有精神抑郁、头晕、神疲乏力、夜寐不安、精薄清冷等症。

（3）直肠指诊、前列腺 B 超、前列腺液常规及精液抗原等检查，有助于诊断。

（二）鉴别诊断

阳痿：是指性交时阴茎根本不能勃起，或勃起无力，或持续时间过短而不能进行正常的性生活，但早泄是指性交之时阴茎尚能勃起，但因过早到达高潮射精，导致性交过早结束的病症。早泄可引起阳痿，临床上二者常并存。

三、脏腑推拿治疗

（一）治疗原则

本病主要涉及心、肝、肾三脏，治疗以宁心安神，调补肝肾为原则，肾虚神动者，治宜补肾宁神，益肾固精；心脾亏损者，治宜补益心脾，益气摄精。

（二）辨证施治

1. 肾虚神动证

【症状】　欲念时起，临房早泄，腰酸膝软，头晕目眩，心悸多梦，耳鸣，舌淡红，苔薄白，脉细弱。

【证候分析】　心为君主之官，心主不明，则十二官危；肾为先天之本，内藏相火，君火不明，则相火妄动；加之先天肾水素亏，肾内相火失藏，故欲念时起，临房早泄，心悸多梦。因肾气亏耗，腰府失养，故可见腰膝酸软；髓海不充，则见头晕目眩，耳鸣，脉细弱，尺部尤甚。

【治法】 补肾宁神，益肾固精。

【操作】

（1）操作部位：冲脉、任脉、足太阳膀胱经在背部循行区域；关元、神阙、气海、膻中、中脘、内关、神门、百会、四神聪、血海、足三里、三阴交、鸠尾、涌泉、太溪、心俞、肝俞、脾俞、肾俞、命门穴。

（2）操作手法：层按法、团摩法、指振法、捺法、按揉法、擦法。

（3）操作步骤

1）层按提法施于关元穴，下按上提各 2min、各层停留 1min，以下肢热胀为度。

2）团摩法施于中腹部（以神阙穴为中心），10 圈/分，共 3min。

3）指振法施于气海穴，共 1min，以腹部微热为度。

4）捺调法施于膻中、中脘、内关、神门、百会、四神聪穴，35 次/分，每穴 0.5min。

5）捺调法施于血海、足三里、三阴交、鸠尾、涌泉、太溪穴，30 次/分，每穴 0.5min。

6）按揉法施于膀胱经（心俞、肝俞、脾俞、肾俞为主），每侧各 2min，以局部酸胀为度。

7）横擦法施于命门穴，共 0.5min，以皮肤透热为宜。

1）～5）取仰卧位；6）～7）取俯卧位。

【解析】 肾精亏耗，则相火偏亢，心神上动，扰动精室。层按提法施于关元穴以温补肾气，固涩精气；团摩神阙穴可化气血，畅气机；指振气海穴以培补元气，益肾固精；捺调膻中、中脘穴以畅调气机，健运脾胃；捺调内关、神门穴以清心火，宁心神，调情志；捺调百会、四神聪穴可升阳清脑；捺调血海、足三里穴以健脾养血；捺调三阴交穴以泻火利湿；捺调鸠尾、涌泉、太溪穴以滋补肾阴；按揉两侧膀胱经可调动五脏精气，温补肾气；横擦命门穴以益肾固精。

2. 心脾两虚证

【症状】 早泄，神疲乏力，形体消瘦，面色少华，心悸怔忡，食少便溏，舌淡，脉细弱。

【证候分析】 脾气虚弱，气血虚损，心阳不足，难以推动血行，故神疲乏力，形体消瘦；血虚无以养心神、荣头面，故面色少华；脾虚中气不足，清阳不升，故心悸怔忡，食少便溏；舌淡，脉细弱皆为心脾两虚之象。

【治法】 补益心脾，益气摄精。

【操作】

（1）操作部位：冲脉、任脉、足阳明胃经在腹部循行区域、足太阳膀胱经在背部循行区域；中脘、巨阙、建里、不容、承满、梁门、关门、太乙、滑肉门、天枢、膻中、神门、内关、中极、归来、气冲、神阙、心俞、督俞、膈俞、肝俞、胆俞、脾俞、胃俞、三焦俞、肾俞穴。

（2）操作手法：层按法、迎法、捺法、一指禅推法、指按法、掌合法、按揉法、擦法。

（3）操作步骤

1）层按提法施于中脘穴，下按上提各 2min、各层停留 1min，以下肢热胀为度。

2）迎法施于巨阙穴同时捺补建里穴，25 次/分，共 1min。

3）一指禅推法施于胃经在腹部循行区域（不容至天枢穴为主），顺经方向，每侧各 8 次。

4）捺调法施于膻中、神门、内关、中极、归来穴，35 次/分，每穴 0.5min。

5）指按法施于气冲穴，共 1min，抬手后以下肢热胀为佳。

6）掌合法施于中腹部（以神阙穴为中心），10 次。

7）按揉法施于膀胱经（膈俞、脾俞、胃俞、心俞穴为主），每侧各 1min，以局部酸胀为度。

8）擦法施于膀胱经（心俞至肾俞穴为主），共 0.5min，以皮肤透热为宜。

1）～6）取仰卧位；7）～8）取俯卧位。

【解析】 劳伤心脾，心脾两虚，脾气统摄无权，精血化生乏源，宗筋不得充养。层按提法施于中脘穴以补脾益胃，益气摄精；迎巨阙穴同时捺补建里穴可健运脾胃；一指禅推法施于不容至天枢穴一线以激发气血，达补益气血之功；捺调膻中穴以调畅气机；捺调神门、内关穴以镇静安神；捺调中极、归来穴以畅达下焦，培元补虚；指按气冲穴可引胃经水谷精气至冲脉，滋养血海以充宗筋；掌合神阙穴可温固下元，补益肾气；按揉膈俞、脾俞、胃俞、心俞穴以益心补脾；擦法施术于两侧心俞至肾俞穴以补益心脾，益肾摄精。

第四节　癃　闭

癃闭是以小便量少，排量困难，甚则小便闭塞不通为主症的一种病症。其中以小便不利，点滴而短少，病势较缓者称为"癃"；以小便闭塞，点滴全无，病势较急者称为"闭"。由于两者均属排尿困难，因此多合称为癃闭。古代文献中，多认为癃即为淋，在临床上应加以区分。

西医学中各种原因引起的尿潴留和无尿症，如神经性尿闭、膀胱括约肌痉挛、尿道结石、尿道狭窄、前列腺增生症等所出现的尿潴留及肾功能不全引起的少尿、无尿症，皆可参考本节内容辨证施术。

一、病因病机

本病主要由于外邪侵袭、饮食不节、情志内伤、瘀浊内停、体虚久病所致，其基本病理机制为膀胱三焦气化功能失调，如《素问·宣明五气论》曰："膀胱不利为癃，不约为遗溺。"脏腑推拿临证治疗常见病机如下。

1. 肝郁气滞 七情所伤，引起肝气郁结，疏泄不及，从而影响三焦水液的运行和气化功能，致使水道通调受阻，形成癃闭。肝经经脉绕阴器，抵少腹，所以肝经患病可导致癃闭，《灵枢·经脉》提出："肝足厥阴之脉……循股阴，入毛中，过阴器，抵小腹……是肝所生病者，胸满，呕逆，飧泄，狐疝，遗溺，闭癃。"

2. 脾气不升 人体小便的通畅，有赖于三焦气化的正常，而三焦气化主要依靠肺的通调，脾的转输，肾的气化来维持，又需要肝的疏泄来协调。脾居中焦，为水液升降之枢纽，若中气不足，脾气不升，升降失度，可导致膀胱气化失常，而成癃闭。《灵枢·口问》谓："中气不足，溲便为之变。"

3. 肾阳衰惫 年老体弱或久病体虚，肾阳不足，命门火衰，气不化水，是以"无阳则阴无以化"，而致尿不得出，而成癃闭。如《景岳全书》云："今凡病气虚而闭者，必以真阳下竭，元海无根，水火不交，阴阳痞隔，所以气自气而气不化水，水自水而水蓄不行。"

二、诊查要点

（一）诊断依据

（1）起病急骤或逐渐加重，主症为小便不利，点滴不畅，甚或小便闭塞，点滴全无，每日尿量明显减少。

（2）触叩小腹部可发现膀胱明显膨隆等水蓄膀胱证候，或查膀胱内无尿液，甚或伴有水肿、头晕、喘促等肾元衰竭证候。

（3）多见于老年男性或产后妇女及腹部手术后患者，或患有水肿、淋证、消渴等病，迁延日久不愈之患者。

（4）膀胱 B 超、尿流动力学检查、肛门指检、前列腺 B 超、尿道及膀胱造影、肾功能等检查，有助于明确诊断。

（二）鉴别诊断

1. 淋证　以小便频急，滴沥不尽，尿道涩痛，小腹拘急，痛引腰腹为特征。癃闭以小便量少，排量困难，甚则小便闭塞不通为临床特征。其中小便短涩量少，排尿困难与淋证相似，但淋证排尿时疼痛，每日小便总量基本正常；而癃闭排尿时不痛，每日小便总量远远低于正常，甚至无尿排出。

2. 关格　是小便不通和呕吐并见的一种病证。癃闭主要是指以排尿困难，全日总尿量明显减少，甚则小便闭塞不通为主症的一类病证。二者主症皆有小便量少或闭塞不通，关格常由水肿、淋证、癃闭等经久不愈发展而来，必有呕吐症状，常伴有皮肤瘙痒，口中尿味，四肢搐溺，甚或昏迷等症状。而癃闭不伴有呕吐，部分患者有水蓄膀胱之证候。癃闭进一步恶化，可发展为关格。

三、脏腑推拿治疗

（一）治疗原则

本病遵"腑病以通为用"的原则，总以通利之法治之。膀胱者，州都之官，《难经·三十一难》曰："三焦者，水谷之道路，气之所终始也"，故以通利三焦、膀胱为主。肝郁气滞者，治宜疏利气机，通利小便；脾气不升者，治宜升清降浊，通利小便；肾阳衰惫者，治宜补肾温阳，化气利水。

（二）辨证施治

1. 肝郁气滞证

【症状】　小便不通，或通而不爽，胁腹胀满，情志抑郁，或多烦易怒，舌红，苔薄黄，脉弦。

【证候分析】　肝胆属风木，通调全身气机，以保障六腑实而不能满，肝气郁滞，则膀胱腑满而不能实，故可见小便不通，或通而不爽；肝郁而化火，因此可见胁腹胀满，情志抑郁，或多烦易怒舌红，苔薄黄，脉弦；肝经经脉绕阴器，抵少腹，肝气郁滞，少腹气机失调，则小便不通。

【治法】　疏利气机，通利小便。

【操作】

（1）操作部位：冲脉、任脉、带脉、足厥阴肝经在腹部循行区域、足太阳膀胱经在背部循行区域；上脘、巨阙、阑门、建里、章门、期门、太冲、石关、中极、水道、归来、阳陵泉、梁门、水分、太乙、气海、带脉、膈俞、肝俞、胆俞、脾俞、胃俞、三焦俞、肾俞、气海俞、大肠俞、关元俞、小肠俞、膀胱俞穴。

（2）操作手法：层按法、一指禅推法、迎法、捺法、提拿法、掌分法、拨按法、捏脊法。

（3）操作步骤

1）层按散法施于上脘穴，下按上提各 1min、各层停留 3min，以下肢凉麻胀为度。

2）一指禅推法施于肝经在腹部循行区域，逆经方向，每侧各 5 次。

3）迎法施于巨阙穴同时捺泻法施于阑门穴，40 次/分，共 1min，以胃肠气通感为佳。

4）捺调法施于建里、章门、期门、太冲、石关、中极、水道、归来、阳陵泉穴，30 次/分，每穴 0.5min。

5）迎法施于左梁门、右石关穴同时捺调法施于水分、太乙穴，35 次/分，每穴 0.5min。

6）提拿法同时施于建里、气海穴，1 次，以胸腹气通感为佳。

7）掌分法施于下腹部（以气海穴为中心），10 次。

8）拨按法施于带脉穴，7 次，以局部胀痛为度。

9）捏脊法施于膀胱经（膈俞至膀胱俞穴为主），每侧各 3 次，以局部胀痛为度。

1）～8）取仰卧位；9）取俯卧位。

【解析】　肝木之气郁滞，则使膀胱腑之气郁滞，难以下行。层按散法施于上脘穴以疏肝健脾，化滞行气；一指禅推法施于肝经在腹部循行区域可调理肝脾，疏通气机；迎巨阙穴同时捺泻阑门穴以疏利气机；捺调建里穴以健脾行气利水；捺调章门、期门、太冲穴以疏肝行气；捺调石关、中极、水道、归来穴以利湿行水，通利膀胱；捺调阳陵泉穴以疏利肝胆；迎左梁门、右石关穴以开中气，同时捺调水分、太乙穴以疏通肠腑气机，助大肠行水；提拿建里、气海穴以温补脾肾，气化膀胱；掌分气海穴以温煦下焦；拨按带脉穴以开结通经，调畅气机；捏脊法施于背部膈俞至膀胱俞穴以输布十二经之气，调和五脏。

2. 脾气不升证

【症状】　小腹坠胀，时欲小便而不得出，或量少而不畅，神疲乏力，食欲不振，气短而语声低微，舌淡，苔白，脉细。

【证候分析】　脾气虚衰，升举无力，气坠于下，故小腹坠胀；运化无力，升清降浊失职，故时欲小便而不得出，或量少而不畅；脾气虚弱，健运失职，故食欲不振；化源亏乏，故见神疲乏力，气短而语声低微，舌淡，苔白，脉细。

【治法】　升清降浊，化气行水。

【操作】

（1）操作部位：冲脉、任脉、足太阳膀胱经在背部循行区域；中脘、巨阙、阑门、建里、梁门、石关、太乙、水分、中府、云门、膻中、足三里、三阴交、地机、漏谷、膈俞、肝俞、胆俞、脾俞、胃俞、三焦俞、肾俞、气海俞、大肠俞、关元俞、小肠俞、膀胱俞穴。

（2）操作手法：层按法、托振法、迎法、捺法、按揉法、捏脊法。

（3）操作步骤

1）层按提法施于中脘穴，下按上提各 1min、各层停留 2min，以下肢热胀为度。

2）托振法施于中腹部，共 3min。

3）迎法施于巨阙穴同时捺调阑门穴，30 次/分，共 1min；捺补法施于建里穴，25 次/分，共 1min。

4）迎法施于左梁门、右石关穴同时捺泻法施于太乙、水分穴，40 次/分，每穴 0.5min。

5）捺调法施于中府、云门、膻中、足三里、三阴交、地机、漏谷穴，35次/分，每穴0.5min。

6）按揉法施于膀胱经（膈俞至膀胱俞穴为主），每侧各2min，以局部酸胀为度。

7）捏脊法施于膀胱经，每侧各3次，以局部胀痛为度。

1）～5）取仰卧位；6）～7）取俯卧位。

【解析】 脾虚运化无力，升清降浊失职，水液输布失司，膀胱气化乏源。层按提法作用于中脘穴以补益中气；托振法施于中腹部可温肾利水，以助膀胱气化；迎巨阙穴同时捺调阑门穴可疏利气机，健运中焦；捺补建里穴以温中健脾，增强水液代谢；迎左梁门、右石关穴以开中气，同时捺泻太乙、水分穴可利大肠气机，以畅中行水气；捺调中府、云门、膻中穴以"提壶揭盖"，开肺气以利膀胱；捺调足三里穴可补益脾胃；捺调三阴交、地机、漏谷穴可祛湿邪，畅下焦；按揉两侧膈俞至膀胱俞穴，配合捏脊可调节十二经气血，输布膀胱经气，以助通利小便。

3. 肾阳衰惫证

【症状】 小便不通，或点滴不爽，排出无力，畏寒肢冷，腰膝酸软无力，舌淡胖，脉沉细。

【证候分析】 肾与膀胱相表里，肾阳衰惫，致使膀胱气化不利，水气停于下焦，故小便不利，排出无力；腰为肾之府，肾阳虚衰，故感腰膝酸软无力；因肾阳乃全身元阳，肾阳衰败，元阳亏耗，则畏寒肢冷，舌淡胖，脉沉细。

【治法】 补肾温阳，化气利水。

【操作】

（1）操作部位：冲脉、任脉、督脉、足太阳膀胱经在背部循行区域；下脘、神阙、气海、关元、巨阙、阑门、梁门、石关、水分、太乙、中极、水道、归来、太溪、涌泉、命门、脾俞、胃俞、三焦俞、肾俞、气海俞、大肠俞、关元俞、小肠俞、膀胱俞穴。

（2）操作手法：层按法、团摩法、指振法、迎法、捺法、擦法、捏脊法。

（3）操作步骤

1）层按提法施于下脘穴，下按上提各2min，各层停留2min，以下肢热胀为度。

2）团摩法施于中腹部（以神阙穴为中心），15圈/分，共1min。

3）指振法施于气海、关元穴，每穴0.5min，以腹部微热为度。

4）迎法施于巨阙穴同时捺调法施于阑门穴，35次/分，共1min，以胃肠气通感为佳。

5）迎法施于左梁门、右石关穴同时捺调法施于水分、太乙、中极、水道、石关、归来穴，35次/分，每穴0.5min。

6）捺调法施于太溪、涌泉穴，30次/分，每穴0.5min。

7）擦法施于督脉（命门穴为主）、膀胱经（脾俞至膀胱俞穴为主），共0.5min，以皮肤透热为宜。

8）捏脊法施于膀胱经，每侧各3次，以局部胀痛为度。

1）～6）取仰卧位；7）～8）取俯卧位。

【解析】 肾与膀胱相表里，肾阳衰惫，元阳亏耗，膀胱气化无力，水湿停于下焦。层按提法施于下脘穴以补益元气，培育肾阳；团摩神阙穴可增强温煦功能，配合指振气海、关元穴温补下焦元气，以助气化利小便；迎巨阙穴同时捺调阑门穴以通调三焦气机，助肠腑气机；迎左梁门、右石关穴以开中气，助下焦气化，同时捺调水分、石关、太乙穴可畅中焦，以利下焦；捺调中极、水道、归来穴可通调下焦水道，化气利水，直接刺激膀胱，以助尿意；捺调太溪、涌泉穴可滋补肾阴；擦腰背部督脉、膀胱经可温煦肾阳，促进膀胱气化，配合捏脊法以输布十二经阳气，通利膀胱。

思 考 题 »»

1. 请简述层按法在治疗命门火衰型与肝筋受损型阳痿中的具体操作与治疗作用。

2. 遗精与早泄如何鉴别? 脏腑推拿常用于治疗哪些证型?

3. 请分析肾虚神动型早泄的病因病机。

4. 请简述脏腑推拿治疗脾气不升型癃闭的操作及解析。

主要参考书目

丹波元坚. 2002. 杂病广要. 北京：中国古籍出版社.

范炳华，2016. 推拿治疗学. 北京：中国中医药出版社.

付国兵，戴晓晖. 2017. 振腹推拿. 北京：中国科学技术出版社.

宏达编. 2012. 大成推拿术. 北京：中国中医药出版社.

林琪家. 2011. 冲脉古代文献研究. 北京：北京中医药大学.

刘冠玮，吴振廷，刘成等. 1989. 妇科按摩学. 北京：华夏出版社.

路玫. 2006. 针灸学基础. 北京：人民军医出版社.

罗元恺. 1986. 中医妇科学. 上海：上海科学技术出版社.

马琴，周德安，王麟鹏. 2003. 奇经八脉探讨. 中国针灸，23（6）：344-346.

上海中医学院. 1964. 中医内科学讲义. 上海：上海科学技术出版社.

沈雪勇. 2007. 经络腧穴学. 第2版. 北京：中国中医药出版社.

石学敏. 2007. 针灸学. 第2版. 北京：中国中医药出版社.

宋柏林，于天源. 2016. 推拿治疗学. 第3版. 北京：人民卫生出版社.

孙淼，侯丽辉，吴效科. 2008. 冲、任二脉源流探微. 中医研究，21（2）：7-9.

孙世发. 2015. 中华医方·内科篇·脾系病. 北京：科学技术文献出版社.

谈勇. 2016. 中医妇科学. 第4版. 北京：中国中医药出版社.

王金贵. 2017. 王金贵津沽脏腑推拿心法. 北京：中国中医药出版社.

王永炎，鲁兆麟. 2005. 中医内科学. 北京：人民卫生出版社.

王永炎，严世芸. 2009. 实用中医内科学. 第2版. 上海：上海科学技术出版社.

王之虹，于天源. 2012. 推拿学. 第3版. 北京：中国中医药出版社.

吴勉华，王新月. 2012. 中医内科学. 第3版. 北京：中国中医药出版社.

严隽陶. 2009. 推拿学. 第2版. 北京：中国中医药出版社.

俞大方. 1985. 推拿学. 上海：上海科学技术出版社.

张伯礼，吴勉华. 2017. 中医内科学. 第4版. 北京：中国中医药出版社.

张奇文. 2016. 中国灸法. 北京：中国中医药出版社.

张玉珍. 2007. 中医妇科学. 北京：中国中医药出版社.

周信文. 1996. 推拿手法学. 上海：上海中医药大学出版社.

周仲瑛. 2007. 中医内科学. 第2版. 北京：中国中医药出版社.